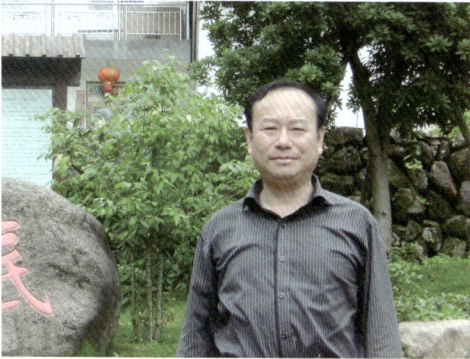

诸葛毅 医学硕士、主任医师、二级教授，硕士研究生导师、国内访问学者导师。1982年毕业于温州医学院（现温州医科大学），长期从事医学教育、临床医学工作与研究。先后主持浙江省科技计划项目、浙江省高等学校精品在线开放课程建设项目、浙江省教育科学规划重点研究课题、浙江省社会科学界联合会重点科研项目、浙江省高等教育学会重点项目、衢州市科技计划项目等20多项。发表论文160多篇。主编《健康评估》《老年护理技术》等9部。主持和参加完成的项目获浙江省自然科学学术奖三等奖1项，浙江省教育科学研究优秀成果奖三等奖1项，衢州市科学技术进步奖一等奖1项、二等奖2项、三等奖5项，衢州市哲学社会科学优秀成果奖三等奖3项。获国家授权实用新型专利2项。先后被评为浙江省高等学校教学名师、浙江省优秀科技特派员。全国五一劳动奖章获得者。

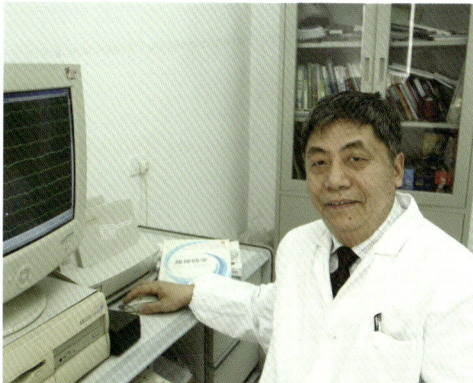

王小同 主任医师、二级教授、编审，硕士研究生导师、国内访问学者导师。1982年毕业于温州医学院（现温州医科大学）。先后担任温州医科大学附属第二医院神经科主任、康复科主任；温州医科大学第二临床医学院神经精神病学教研室主任、医学心理学教研室主任，康复系主任；温州医科大学期刊社社长。浙江省医学会神经病学分会副主任委员，浙江省卫生厅医学重点学科康复医学学科带头人，省教育厅重点学科神经病学后备学科带头人。《温州医科大学学报》副主编，《中华神经科杂志》《中国脑血管病杂志》等专业期刊编委。主持浙江省自然科学基金项目1项。获浙江省科学技术进步奖二等奖1项。发表论文160多篇。浙江省首届师德标兵。

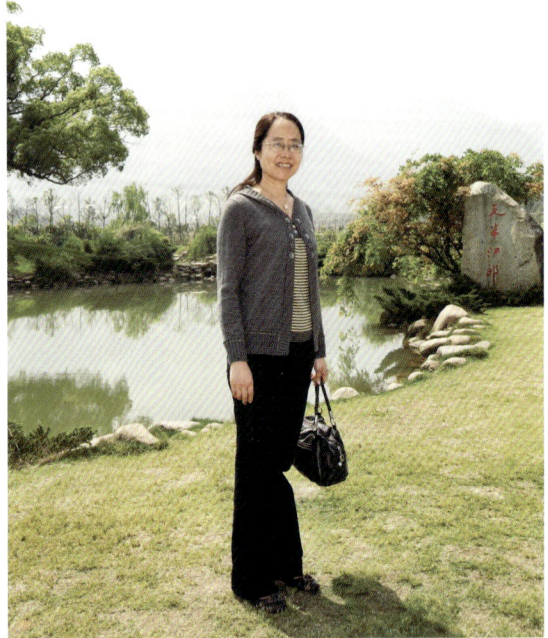

俎德玲 二级主任医师，衢州市名医。1982年毕业于温州医学院（现温州医科大学），长期从事临床医学工作。曾任衢州市中心医院心内科主任兼内科片区主任。浙江省医学会心血管病学分会委员，浙江省医师协会心血管病学分会常务委员，浙江省生物医学工程学会心律专业委员会委员。先后主持和参加浙江省科技厅计划项目、衢州市科技项目等10多项。发表论文80多篇，其中SCI收录1篇。主编教材1部。主持和参加完成的项目获浙江省自然科学学术奖三等奖1项，浙江省医药卫生科技创新奖三等奖3项，衢州市科学技术进步奖一等奖1项、二等奖2项、三等奖2项，衢州市哲学社会科学优秀成果奖三等奖2项。获国家授权实用新型专利2项。先后被评为浙江省优秀医师、浙江省优秀科技工作者、全国卫生系统先进工作者。

慢性阻塞性肺疾病社区管理实务

主　编　诸葛毅　王小同　俎德玲

副主编　吴国伟　程科云　韩志强

ZHEJIANG UNIVERSITY PRESS
浙江大学出版社

图书在版编目(CIP)数据

慢性阻塞性肺疾病社区管理实务 / 诸葛毅,王小同,俎德玲主编.—杭州:浙江大学出版社,2017.2
ISBN 978-7-308-16503-7

Ⅰ.①慢… Ⅱ.①诸…②王…③俎… Ⅲ.①慢性病—阻塞性肺疾病—防治 Ⅳ.①R563.9

中国版本图书馆 CIP 数据核字(2016)第 314094 号

慢性阻塞性肺疾病社区管理实务

诸葛毅　王小同　俎德玲　主　编

责任编辑	冯其华(zupfqh@zju.edu.cn)
责任校对	张凌静
封面设计	项梦怡
出版发行	浙江大学出版社
	(杭州市天目山路 148 号　邮政编码 310007)
	(网址:http://www.zjupress.com)
排　版	浙江时代出版服务有限公司
印　刷	杭州日报报业集团盛元印务有限公司
开　本	787mm×1092mm　1/16
印　张	10.5
彩　插	2
字　数	242 千
版 印 次	2017 年 2 月第 1 版　2017 年 2 月第 1 次印刷
书　号	ISBN 978-7-308-16503-7
定　价	35.00 元

《慢性阻塞性肺疾病社区管理实务》
编委会

主　编　诸葛毅　王小同　俎德玲

副主编　吴国伟　程科云　韩志强

编　委　诸葛毅(衢州职业技术学院医学院)

　　　　王小同(温州医科大学附属第二医院)

　　　　俎德玲(衢州市中心医院)

　　　　吴国伟(开化县中医医院)

　　　　程科云(衢州市中心医院)

　　　　韩志强(衢州市中心医院)

　　　　俎德学(杭州师范大学附属医院)

　　　　鲁永华(开化县马金镇中心卫生院)

　　　　汪新华(开化县音坑乡卫生院)

　　　　杨卫东(开化县池淮中心卫生院)

　　　　张佑元(开化县何田乡卫生院)

　　　　朱启富(开化县音坑乡卫生院)

　　　　张克林(开化县杨林镇卫生院)

　　　　徐　军(开化县中村乡卫生院)

　　　　陆振球(开化县临床检验检测中心)

　　　　李源成(开化县妇幼保健院)

前　　言

　　慢性阻塞性肺疾病(chronic obstructive pulmonary disease,COPD)是一种严重危害人类健康的常见病、多发病。慢性阻塞性肺疾病与社会经济、生态环境、文化习俗和生活方式等因素密切相关,随着社会人口老龄化进程的加快,农村慢性阻塞性肺疾病的发病人数日益增多,给患者及其家庭、社会带来沉重的经济负担,成为一个重大的公共卫生问题。在我国,40 岁以上人群中 COPD 的发病率达 8.2%,估计全国有数千万慢性阻塞性肺疾病患者。目前,慢性阻塞性肺疾病缺乏特效治疗,而社区干预在治疗过程中将发挥重要作用。

　　《慢性阻塞性肺疾病社区管理实务》全书共 12 章,系统阐述了社区对可疑慢性阻塞性肺疾病的筛选、易患因素的认定、患者病情的评估、实验室检查、诊断与鉴别诊断、治疗干预、社区康复、健康档案的建立、随访观察、健康教育、疾病预防、双向转诊、保健指导等多个环节的内容。《慢性阻塞性肺疾病社区管理实务》着重于社区卫生服务实际工作,以社区卫生服务工作质量为切入点,加强农村社区慢性阻塞性肺疾病防治工作,规范慢性阻塞性肺疾病的社区管理与诊治,提升医疗质量,有效预防和控制慢性阻塞性肺疾病,遏制慢性阻塞性肺疾病的高发态势,提高患者的生命质量,减轻疾病负担。

　　本书编者分别来自浙江省大专院校、三级甲等医院和乡镇社区医院,他们之中有临床医学专业和全科医学专业的教授,有主任医师、副主任医师、全科医师以及中青年骨干,他们的临床工作经验和社区卫生服务工作经验均十分丰富,相信能为读者提供所需的知识,并带来启迪。本书在编写过程中得到了各编写单位的大力支持,在此表示感谢。

　　衷心感谢开化县音坑乡党委、音坑乡人民政府对本书编写工作的大力支持,对我们在开化县音坑乡科技下乡和驻乡蹲点工作的大力支持。

　　本书不仅可作为医学专业、预防医学专业、社区护理专业临床工作者的工具书,而且可作为医学相关专业本科生、专科生的参考用书,以及社区健康教育的教材;此外,本书还可供社区医务人员学习参考。

　　全体编者齐心协力,为本书的编写付出了辛勤的劳动,但限于学识、能力和时间,其中难免存在疏漏和不足之处,欢迎读者批评指正。

编　者

2017 年 1 月

目　　录

第一章　慢性阻塞性肺疾病社区管理概述

社区是指在固定的地理区域范围内的社会成员以居住环境为主体,行使社会功能、创造社会规范,与行政村同一等级的行政区域,也是指占有一定地域的人们共同生活的人口集中体。它由五个要素组成,分别是人口、地域、制度、政策和机构。但在日常生活中,人们常提及的社区往往是与个人生活关系最密切的、有直接关系的较小型的社区,如学校、居委会、农村自然村等。

社区卫生服务(community health service)是社区建设的重要组成部分:在政府领导、社区参与、上级卫生机构指导下,以基层卫生机构为主体,以全科医师为骨干,合理使用社区资源和适宜技术;以人的健康为中心,以家庭为单位,以社区为范围,以需求为导向;以妇女、儿童、老年人、慢性病患者、残疾人等为重点人群;以解决社区主要卫生问题、满足基本卫生服务需求为目的;融预防、医疗、保健、康复、健康教育、计划生育技术服务等为一体,有效、经济、方便、综合、连续的基础卫生服务。

慢性阻塞性肺疾病是一种以持续气流受限为特征的可以预防和治疗的疾病,其气流受限多呈进行性发展,发病与气道和肺组织对烟草烟雾等有害气体或有害颗粒的异常慢性炎症反应有关。慢性阻塞性肺疾病是一种严重危害人类健康的常见病、多发病。疾病反复发作导致患者身体逐渐衰弱,生活质量明显下降,病死率较高,并给患者及其家庭、社会带来沉重的经济负担。慢性阻塞性肺疾病与社会经济、生态环境、文化习俗和生活方式等因素密切相关,随着社会人口老龄化进程的加快,慢性阻塞性肺疾病的发病率显著升高,病例数日益增多,将成为一个重大的公共卫生问题。

近年来,我国的社区卫生服务工作取得了快速发展,以全科医生为主体,以社区为范围,以家庭为单位,与居民之间建立了相对稳定而良好的服务关系。大多数慢性阻塞性肺疾病患者由社区的初级保健医生或全科医生进行首诊治疗,社区是慢性阻塞性肺疾病防治的主要场所,稳定期慢性阻塞性肺疾病患者主要在社区诊治,因此慢性阻塞性肺疾病理应纳入社区卫生服务动态管理中。当务之急是探索慢性阻塞性肺疾病的社区综合防治对策和策略,实施有效干预的措施,并进行规范化管理,以更好地满足社区慢性阻塞性肺疾病患者医疗保健服务的需求,达到有效缓解症状、减少痛苦、控制急性加重、提高患者生命质量的目标。

第一节　慢性阻塞性肺疾病社区管理现状

一、慢性阻塞性肺疾病社区管理任务艰巨

1. 慢性阻塞性肺疾病严重影响患者生活质量

慢性阻塞性肺疾病主要累及肺,但也常常累及肺外组织。慢性阻塞性肺疾病的急性加重和并发症是影响疾病严重程度的重要因素。慢性阻塞性肺疾病的病理学改变存在于气道、肺实质和肺血管,气道壁结构重塑,造成小气道狭窄,引起顽固性气道阻塞,气流受限,由此引起肺过度充气、气体交换异常,晚期出现肺动脉高压和慢性肺源性心脏病及右心衰竭。此时患者的活动能力受限,生命质量下降,通常预后不良。慢性阻塞性肺疾病的发病机制尚未完全明了,通常由慢性支气管炎发展而来。当慢性支气管炎和肺气肿患者的肺功能检查出现持续气流受限时,则提示慢性阻塞性肺疾病可能。

2. 慢性阻塞性肺疾病患病率高

我国曾对 7 个地区 20245 名成年人进行调查,结果显示 40 岁以上人群中慢性阻塞性肺疾病的发病率达 8.2%。据"全球疾病负担研究项目"估计,2020 年慢性阻塞性肺疾病将位居全球死亡原因的第 3 位,位居世界疾病经济负担的第 5 位。2010 年第六次全国人口普查结果显示,我国农村人口为 674149546 人,占总人口的 50.32%,其中 40 岁以上约 2.7 亿人。据此推算,农村居民中有慢性阻塞性肺疾病患者约 2211 万人,其中浙江省农村居民有慢性阻塞性肺疾病患者约 63.5 万人,连同城镇慢性阻塞性肺疾病患者共约 126 万人。由此估算,全国有数千万慢性阻塞性肺疾病患者。如此高的发病率,将给社会带来沉重的经济负担。此外,钟南山院士曾报道我国慢性阻塞性肺疾病患者中有 35.3% 无症状,仅 35.1% 曾确诊有呼吸系统疾病史。这提示我国慢性阻塞性肺疾病诊断很可能存在着较高的漏诊率。

3. 慢性阻塞性肺疾病社区管理日益受到重视

随着我国社会主义新农村建设的快速推进,农村居民的生活水平不断得到提高,群众的健康意识日益增强,这为做好慢性阻塞性肺疾病的防治工作奠定了基础。加强农村社区慢性阻塞性肺疾病的防治工作有着显著的社会效益:有利于改善民生,推进农村医疗改革;有利于各项有效措施的落实,尽快遏制慢性阻塞性肺疾病的高发态势。2012 年颁布的《中国慢性病防治工作规划(2012—2015 年)》将慢性阻塞性肺疾病纳入慢性病管理范畴。

慢性阻塞性肺疾病社区规范管理的实践,城乡社区卫生服务工作的不断完善和发展,医疗资源的合理整合,利于慢性阻塞性肺疾病患者就近治疗和预防,同时也强化社区医院(乡镇卫生院)、社区卫生服务站(村卫生室)对慢性阻塞性肺疾病患者的管理与优质服务,促进社区卫生工作的发展。以"慢性阻塞性肺疾病"和"社区"为主题词,输入中国知网、清华同方等科技文献数据库进行检索,截至 2016 年 5 月,可找到有关慢性阻塞性肺疾病社

区管理方面的论文714篇。这提示慢性阻塞性肺疾病的社区管理不仅在社区卫生服务的实际工作中得到了普遍重视,而且成为社会管理学和医学科研的热门课题。在社会经济发达的地区,慢性阻塞性肺疾病社区管理实践已先期进行,医学科学研究也已广泛开展。有关慢性阻塞性肺疾病的流行病学、危险因素、生活质量的调查,均涉及慢性阻塞性肺疾病的社区干预、治疗、护理、康复、预防、健康教育、评价等,相关研究报告亮点纷呈。

近年来,在浙江省衢州市开化县,部分农村社区开展的慢性阻塞性肺疾病筛查和管理工作积累了一些成功经验,初步形成了具有农村社区卫生服务特色的慢性阻塞性肺疾病预防控制策略和工作网络,有效预防和控制慢性阻塞性肺疾病,规范慢性阻塞性肺疾病的诊治工作开始起步。而气流峰速仪应用于农村社区慢性阻塞性肺疾病的筛查,大大提高了农村社区慢性阻塞性肺疾病的病情评估能力。这些实践与探索为提高农村社区卫生服务工作水平、有效减轻患者病痛、提高生活质量、降低病死率、减轻经济负担打下了坚实的基础。

二、慢性阻塞性肺疾病社区管理有待加强

1. 对慢性阻塞性肺疾病的认识不足

目前人们对慢性阻塞性肺疾病的认识存在以下不足:不少社区居民及社区医生对慢性阻塞性肺疾病危害的严重性普遍认识模糊;社区医生对慢性阻塞性肺疾病评估的业务素质有待提高;政府主导、多部门合作、全社会参与的工作机制尚未完全建立;卫生资源配置还需进一步合理化,人才队伍建设亟待加强。因此,慢性阻塞性肺疾病的防治工作仍面临着众多严峻挑战。

2. 社区干预慢性阻塞性肺疾病的力度不足

农村社区的慢性阻塞性肺疾病防治网络较为薄弱,服务能力不强。尚需建立慢性阻塞性肺疾病患者的专项电子健康档案和慢性阻塞性肺疾病管理专项网站,使社区慢性阻塞性肺疾病患者的电子健康档案规范建档率达90%或90%以上。

目前,社区医院(乡镇卫生院)、社区卫生服务站(村卫生室)形成了农村社区卫生服务的工作网络,但是仍有较多社区医院(乡镇卫生院)、社区卫生服务站(村卫生室)尚未将慢性阻塞性肺疾病列入社区日常规范管理和服务工作中,且在农村社区较为突出。此外,部分从事公共卫生的村级人员老龄化明显、卫生服务能力参差不齐。

目前,我国尚缺乏农村社区慢性阻塞性肺疾病管理与服务质量的系列标准:可疑慢性阻塞性肺疾病患者的筛选、患者病情的评估、实验室检查、诊断与鉴别诊断、治疗干预、社区康复、健康档案的建立、随访观察、健康教育、疾病预防、双向转诊、保健指导等多个环节均缺乏相应的标准,农村社区慢性阻塞性肺疾病规范管理与优质服务还难以实现。

3. 社区管理慢性阻塞性肺疾病的设备有待充实

农村社区慢性阻塞性肺疾病管理与服务缺乏必要的设备,从而限制了从事公共卫生专业人员的工作开展。例如,慢性阻塞性肺疾病患者筛查需要进行肺功能检测,这就需要增加肺功能仪等相应检测设备。

4. 慢性阻塞性肺疾病社区服务环境建设和人才队伍建设有待加强

进一步改善农村社区慢性阻塞性肺疾病的服务环境，才能有效满足农村社区慢性阻塞性肺疾病服务标准化的要求。有计划地对社区卫生服务管理相关工作人员开展标准化基本理论和标准化专业知识的培训，提高农村社区卫生服务管理人员对慢性阻塞性肺疾病的服务意识；培育一支业务精通、工作责任心强、热心服务群众的农村社区慢性阻塞性肺疾病医疗卫生队伍。

5. 慢性阻塞性肺疾病社区管理的规范化目标

社区慢性阻塞性肺疾病管理的规范化目标：以服务对象的满意度为导向，提高社区慢性阻塞性肺疾病服务质量为重点；坚持防治并重的原则；加快转变服务模式，实施主动服务，推行社区慢性阻塞性肺疾病服务"驻村医生制"；规范慢性阻塞性肺疾病诊治、预防、易患危险因素管理，落实慢性阻塞性肺疾病康复管理等工作，提高管理水平与干预效果。

切实发挥社区卫生服务机构在慢性阻塞性肺疾病服务体系中的"网底"作用，提升街道、乡镇级与村级社区卫生服务机构的服务能力。通过管理，可以减少慢性阻塞性肺疾病稳定期患者的感染次数，减轻当前症状，降低未来风险，并加强自我管理，从而达到提高生活质量、降低住院率和死亡率、减轻经济负担的目的。

三、慢性阻塞性肺疾病社区管理的保障

1. 组织保障

形成政府统一领导、卫生部门牵头、质监部门监督指导、有关部门配合、社会广泛参与的农村社区慢性阻塞性肺疾病规范管理与优质服务标准化工作协调推进机制；规范医疗行为；规范绩效考核，推动农村社区慢性阻塞性肺疾病服务质量标准化。加强部门间协调沟通，建立农村社区慢性阻塞性肺疾病防治工作的联席会议制度，健全分工明确、各负其责、有效监督的工作机制，协调解决慢性阻塞性肺疾病防治工作的重大问题，落实各项防治措施。

2. 经费保障

按照行政推动与市场运作相结合的原则，建立以政府投入为导向、以社会投入为补充的多元农村社区慢性阻塞性肺疾病服务标准化经费筹措机制，加大资金扶持力度。

以省级农村社区慢性阻塞性肺疾病服务标准化示范项目试点工作为抓手，做好农村社区慢性阻塞性肺疾病服务地方标准的制订和标准化示范项目的实施。加强对资金使用的管理，提高资金使用的效率。

3. 人才队伍保障

大力开展农村社区慢性阻塞性肺疾病服务质量标准化的教育培训工作，采取集中与分散相结合的培训方式，依托地方高等院校、职业院校的服务人才培养基地，培养农村社区慢性阻塞性肺疾病服务标准化相关工作人员。注重培养既掌握临床医学技能又熟悉公共卫生知识的人才，在全科医师、住院医师和公共卫生医师规范化培训中，强化慢性阻塞性肺疾病防治的学习内容，提高防治技能。试点单位要组建一支精干业务队伍，能够掌握慢性阻塞性肺疾病的诊断与鉴别诊断以及评估方法，打好工作基础；加强对康复治疗人员

的培养力度,提高慢性阻塞性肺疾病患者的康复医疗服务水平,降低慢性阻塞性肺疾病的致残率和残疾程度;加强学术带头人和创新型人才的培养,全面提高慢性阻塞性肺疾病的科学防治水平。加强标准化学习,统一乡村各级社区卫生服务工作者的思想认识,了解标准化建设的重要意义。鼓励和支持社会工作者参与慢性阻塞性肺疾病的防治工作。

4. 舆论保障

充分利用大众传媒,广泛宣传慢性阻塞性肺疾病的防治知识,把预防慢性阻塞性肺疾病融入人们的日常生活中,促使人们自觉养成良好的健康行为和生活方式。同时,加大控烟宣传教育力度。

5. 社区保障

积极推行农村居民健康体检制度,将慢性阻塞性肺疾病的防控核心指标检查作为必查项目,建立动态管理的健康档案,加强业务指导管理。上级疾控部门、健康教育机构要开发并推广高风险人群发现、强化生活方式干预的适宜技术,并进行督导和评价。明确农村社区慢性阻塞性肺疾病的主要健康问题、危险因素以及适宜技术,制订适合农村社区慢性阻塞性肺疾病的防控策略、措施和长效管理模式。推广慢性阻塞性肺疾病防治适宜技术,及时对乡镇级和村级社区慢性阻塞性肺疾病服务人员进行诊治规范培训,逐步实现慢性阻塞性肺疾病的规范化诊治和康复。严格遵照国家卫计委制定的诊疗技术规范和指南,完善全科医师的培训制度,注重康复治疗的早期介入。在提供规范化诊断、治疗和康复的同时,要加强对慢性阻塞性肺疾病患者及家属的咨询指导和科普宣传。积极推广慢性阻塞性肺疾病患者的自我管理模式,努力提高患者规范管理率和控制率。要积极开展农村社区慢性阻塞性肺疾病综合防控的科研工作,认真做好组织协调、技术指导、健康教育与行为干预、预防治疗和监测评估。

6. 监督保障

建立农村社区慢性阻塞性肺疾病管理与服务规范实施情况监测机制,加强监督检查,及时发现问题,不断完善考核指标。实行标准化建设实施进度和效果考核评价制度,针对规范落实情况,定期开展自我考核评价,科学分析投入产出效益,综合评价标准化建设各项措施的实际效果。

第二节　慢性阻塞性肺疾病社区干预动态

一、世界慢性阻塞性肺疾病日

2002 年,"慢性阻塞性肺疾病全球倡议"(The Global Initiative for Chronic Obstructive Lung Disease,GOLD)建议,每年 11 月第 3 周的周三是"世界慢性阻塞性肺疾病日"。在世界范围内举办慢性阻塞性肺疾病日防治活动,可以提高公众对慢性阻塞性肺疾病作为全球性的主要健康问题的了解和重视程度。2015 年 11 月 18 日是第 12 个世界慢性阻塞性肺疾病日,主题为"为生命呼吸,认识慢性阻塞性肺疾病与并发症"。目前,慢性阻塞性肺疾病是全球第 4 位死因疾病,是我国居民第 3 位死因疾病。慢性阻塞性肺疾病病情迁延、持续加重,不但影响个人身心健康,而且给家庭和社会造成巨大的经济损失。

二、中国居民慢性阻塞性肺疾病监测项目

慢性阻塞性肺疾病患者早期没有明显不适,因此很少就医,给诊断和防治带来困难。待出现症状就医时,往往已发生气道狭窄,治疗效果通常不佳。慢性阻塞性肺疾病反复急性加重,每一次急性加重,都会对患者的呼吸功能造成很大影响。因此,早期诊断、预防和治疗对病情控制具有重要意义。

2014 年,国家启动了中国居民慢性阻塞性肺疾病监测项目,由国家卫生计生委疾病预防控制局负责项目的总体领导和组织管理,中国疾病预防控制中心慢病中心负责提供技术支持。慢性阻塞性肺疾病监测项目覆盖全国 31 个省、直辖市、自治区的 125 个监测县区。抽样调查监测县区的 40 岁及 40 岁以上的常住居民,开展询问调查、身体测量、肺功能检测等。肺功能检测结果异常的调查对象,需要进一步进行生活质量评估测试,同时安排其接受胸部 X 线检查。肺功能检查采用便携式肺功能仪,由专业人员指导调查对象完成,操作环节严格控制质量。

定期开展中国居民慢性阻塞性肺疾病监测,所收集的数据信息具有全国代表性,能长期动态反映我国慢性阻塞性肺疾病及相关因素的流行状况和变化趋势,对我国慢性阻塞性肺疾病的防控工作具有重大意义。

三、慢性阻塞性肺疾病合并症与并发症及其危害的新认识

合并症(comorbidity)也称共病状态,指与主要疾病同时存在的疾病状态,且与主要疾病状态相对独立,合并发生了另外一种或几种疾病,后一种疾病不是由前一种疾病引起的,两者之间不存在因果关系。慢性阻塞性肺疾病患者无论病情轻重,都会出现合并症。合并症可以不同程度地影响疾病的进程和人体的健康状况,有时诊断和鉴别诊断十分困难。慢性阻塞性肺疾病的主要合并症有心血管疾病(缺血性心脏病、心力衰竭、心房颤动、高血压)、骨质疏松症、焦虑/抑郁、肺癌(常见于慢性阻塞性肺疾病患者,是轻度慢性阻塞性肺疾病患者死亡的最常见原因)、代谢综合征、糖尿病、胃溃疡、睡眠呼吸障碍、静脉血栓栓塞症等。胃食管反流病是慢性阻塞性肺疾病的合并症,也是急性加重的独立危险因素,可导致慢性阻塞性肺疾病患者的生活质量下降。质子泵抑制剂是用于治疗胃食管反流病的常用药物,但还需进一步研究以确定其疗效。哮喘-慢性阻塞性肺疾病重叠综合征以持续性气流受限为特征,通常既有哮喘的某些特征,又伴有慢性阻塞性肺疾病的某些特征。

并发症(complications)是指一种疾病在发展过程中引起另一种疾病或症状的发生,两者之间存在因果关系,后者即为前者的并发症。主要疾病通常在患者发病过程中起主导作用,并且是住院治疗的首要原因,也是患者健康负担的主要部分。慢性阻塞性肺疾病所致呼吸功能不全和呼吸衰竭主要表现为通气性呼吸障碍的特点,出现呼吸肌疲劳、低氧血症和(或)高碳酸血症,可表现为慢性呼吸不全或衰竭,并可有急性加重。慢性阻塞性肺疾病的呼吸气流受阻进行性加重,不仅受累呼吸系统,而且累及骨骼肌肉、心脏等全身多

个脏器,可发展成肺源性心脏病,最终导致呼吸衰竭和全身脏器衰竭而死亡。慢性肺源性心脏病、呼吸功能不全或呼吸衰竭、重症感染(尤其是呼吸道感染)、自发性气胸是慢性阻塞性肺疾病的常见并发症。此外,并发症也影响患者整体疾病的严重程度。认知功能损害是慢性阻塞性肺疾病的常见症状,也可以认为是慢性阻塞性肺疾病的并发症。

四、慢性阻塞性肺疾病的预防和治疗

1. 慢性阻塞性肺疾病是可控疾病

目前,慢性阻塞性肺疾病是可控疾病,但尚不能彻底治愈。没有特效药,故我们要重视早期诊断与预防。通常诊断越早,疗效就越好,且必须采取戒烟、加强营养、康复训练、预防感冒、增强机体免疫力、坚持稳定期的药物治疗等综合措施来治疗慢性阻塞性肺疾病。

2. 重视预防慢性阻塞性肺疾病

避免吸烟或吸二手烟是最有效的预防和治疗慢性阻塞性肺疾病的措施,可以帮助患者舒缓气喘、减轻或减少咳嗽、减慢肺功能的退化、减少急性加重和住院次数,使患者的活动和生活能够保持在相对正常状态。此外,冬季人们在室内用炭火取暖一定要定时开窗换气,避免室内空气污染;在粉尘环境中工作要做好自我防护;雾霾天气尽量减少外出;加强营养,增强体质等。另外,人们也可以接种流感疫苗和肺炎球菌疫苗等以减少相关疾病的发生。

五、慢性阻塞性肺疾病药物治疗新进展

GOLD 推荐治疗慢性阻塞性肺疾病的药物有以下几类:

新型长效抗胆碱能药,包括阿地溴铵和格隆溴铵列;2015 年新增芜地溴铵干粉剂(umeclidinium,商品名 Incruse),推荐吸入剂量为 $62.5\mu g$,1 次/d。

长效 β_2 受体激动剂与长效抗胆碱能药的复合制剂(即将两种长效支气管扩张剂置于同一个吸入装置中),如印达特罗/格隆溴铵复合制剂($85/43\mu g$)和维兰特罗/芜地溴铵复合制剂($25/62.5\mu g$)。

在慢性阻塞性肺疾病的发病过程中,炎性反应和氧化应激水平增加,而 N-乙酰半胱氨酸具有抗炎和抗氧化作用,故可作为慢性阻塞性肺疾病的治疗药物。中重度慢性阻塞性肺疾病患者长期使用 N-乙酰半胱氨酸 600mg,2 次/d,可预防急性加重,对中度患者作用尤为明显。

很多慢性阻塞性肺疾病患者存在血清 25-羟维生素 D 水平降低,而血清 25-羟维生素 D 水平严重降低($<10\mu g/L$)的慢性阻塞性肺疾病患者在补充维生素 D 后,急性加重次数明显减少。

他汀类药物除具有降脂作用外,还有抗炎、抗氧化、抗细胞凋亡和改善血管内皮功能等功效,近年来日益受到人们的重视。

六、慢性阻塞性肺疾病全球倡议

1998 年,在美国国立心肺血液研究所、美国国立卫生研究院和世界卫生组织的协作

下,慢性阻塞性肺疾病诊断、处理和预防全球策略[global strategy for the diagnosis,management,and prevention of chronic obstructive pulmonary disease,简称慢性阻塞性肺疾病全球倡议(GOLD)]开始启动实施,其目的是为了提高人们对慢性阻塞性肺疾病的认知、管理和重视,并于2001年发表了第一份报告,即慢性阻塞性肺疾病诊断、治疗和预防的全球倡议。十多年来,GOLD科学委员会通过检索和筛选出有影响力的研究结果,对GOLD报告进行了不断的更新。2015年1月的GOLD更新报告在延续原有的框架和中心内容的基础上,对部分内容进行了修改和增加,但有关慢性阻塞性肺疾病的定义、病情评估、稳定期及加重期的治疗与2014年发布的报告相比,并无原则上的变动。

七、社区管理

有成效的社区管理能够降低慢性阻塞性肺疾病的急性发作频率,改善肺功能,延缓慢性阻塞性肺疾病进程。国外对有中度气流受限和运动能力受损的患者进行了长达2年的研究,这种以社区单元为基础的慢性阻塞性肺疾病患者的管理方案被证实是改善生活质量、呼吸困难和功能性运动能力的一种可行方法。在国外,家庭医生逐渐成为慢性阻塞性肺疾病患者社区管理的主要实施者。一项以慢性阻塞性肺疾病患者为研究对象的"家庭医生实践研究"项目评估,肺活量(vital capacity,VC)测定对慢性阻塞性肺疾病患者的疾病过程产生的影响,间接反映了家庭医生能够通过对慢性阻塞性肺疾病患者进行肺活量监测而达到管理的目的。

目前,我国社区的慢病管理在人、财、物方面均存在一定的局限,如普遍存在社区卫生服务人员专业素质不高、慢性阻塞性肺疾病的认知度不够、不能常规进行肺功能检测、相关防治技术及药品不到位等问题。

在慢性阻塞性肺疾病防控方面,社区全科医生存在的主要问题有:①抗生素应用不规范,医生掌握用药指征不严,甚至导致部分患者依赖抗生素;②患者长期服用"非法"药物;③支气管扩张药物使用不规范,如特布他林与复方氯喘片联合应用可能加重药物的不良反应;④控烟不力,有效控烟是慢性阻塞性肺疾病防治的重要环节;⑤过度应用祛痰药物,少数患者常年服用祛痰药,而不使用支气管扩张剂;⑥家庭氧疗不规范,每天吸氧不足15h。事实上,不少Ⅲ、Ⅳ级患者需要家庭氧疗,但是未能得到有效实施。

普及基层医院肺功能检查、重视慢性阻塞性肺疾病患者早期诊断与预防控制、提高社区医院医生慢性阻塞性肺疾病的防治能力、重视稳定期患者的管理,对慢性阻塞性肺疾病的防治至关重要。慢性阻塞性肺疾病之慢病管理的发展新趋势是要求将慢性阻塞性肺疾病的社区管理纳入基本公共卫生服务规范管理范畴,建立以患者为中心,以家庭为单位,以社区为基本防治单元,集预防、医疗、保健、康复、教育为一体的慢性阻塞性肺疾病防控体系。

八、自我管理

相对于社区管理,国外更注重慢性阻塞性肺疾病患者的自我管理和家庭管理,且进行了一项以"行动计划"(Action Plan)为主题的随机对照研究。"行动计划"即鼓励患者识别自身症状的变化，若有需要，则采取适当措施，如改变药物的用法或咨询保健医生，针对患者的症状提供个性化的治疗方案（药物与非药物）。该研究显示"行动计划"能够加强慢性阻塞性肺疾病患者的自我管理，及早发现病情的加重。患者的"自我管理"被认为是一个成功控制慢性阻塞性肺疾病的关键因素，因为主动的"自我管理"有助于减轻疾病的严重程度或降低疾病加重的频率，降低患者的住院率，同时提高与健康相关的生活质量。然而，慢性阻塞性肺疾病患者的自我管理繁琐复杂，故需要患者有较强的主动依从性。

慢性阻塞性肺疾病患者的自我管理包括呼吸技术、咳嗽技术、适时适量地进行氧疗（如运动中、睡眠中、运动与休息时不同的氧流速等）、戒烟、按照肺康复的规定进行正规锻炼以及在慢性阻塞性肺疾病急性加重期应用抗生素和皮质类固醇等。

自我管理方案能够降低慢性阻塞性肺疾病患者的医院接诊率。在临床试验中实施自我管理与长期护理等其他模式相结合的管理后，医疗保健资源的消耗显著减少。

自我管理不仅仅是教育，管理计划必须以患者为中心，并注重个体化，如每位患者疾病的复杂程度、并发症及心理状况各不相同，因此管理计划应灵活多变，且需要后续工作以加强巩固。

自我教育管理模式能够规范患者出院后的治疗、护理及康复等一体化的监管机制，完善患者出院后到家庭、社区过渡期护理的转变过程，降低患者的再入院率。自我管理是慢性阻塞性肺疾病之慢病管理的一个重要组成部分，其干预的成效已得到充分的科学证实。

（俎德玲　王小同）

第二章　慢性阻塞性肺疾病的社区诊断要点

慢性阻塞性肺疾病的临床症状出现率较低(46.9％),故导致其早期诊断困难,容易漏诊。在社区,轻、中度慢性阻塞性肺疾病患者占绝大多数,他们一般不会主动就医,往往成为早期防治的盲区。这些患者早期症状不明显,仅表现为肺功能的下降;当出现部分症状如气急、咳嗽时,一些人认为这可能是人体衰老的自然进程而未给予足够的重视,导致病情进一步加重。因此,很多慢性阻塞性肺疾病患者并不知道自己患病。

目前,全球约有 6 亿人患有慢性阻塞性肺疾病,随着人口的老龄化,预计患病率会继续上升,到 2020 年慢性阻塞性肺疾病将成为全球第三大致死疾病。慢性阻塞性肺疾病社区规范化管理的重点和难点是疾病的早期诊断和急性发作的预防。相较大型医院,社区医院的医疗水平有限,故其可接收病情较轻或病情平稳、处于康复期的慢性阻塞性肺疾病患者,对他们进行疾病预防知识宣教与干预措施指导。慢性阻塞性肺疾病属于临床常见病和多发病,就疾病本身而言并不属于疑难疾病。依据慢性阻塞性肺疾病患者的病情严重程度分级,可将病情较轻的患者留在社区医院治疗,将病情严重的患者转诊于大型医院诊治,这在一定程度上可缓解大型医院的"看病难"问题,而且使病情严重的患者能够得到及时诊治。

第一节　慢性阻塞性肺疾病的诊断依据

一、临床表现

(一)症　状

1. 慢性咳嗽

慢性咳嗽常为慢性阻塞性肺疾病的首发症状,初期为间断性咳嗽,早晨较重,以后早、晚或整日均有咳嗽,但夜间咳嗽并不显著。少数患者无咳嗽症状,但肺功能检查显示明显气流受限。

2. 咳痰

咳痰一般为白色黏液或浆液性泡沫状痰,偶可带血丝,清晨排痰较多。合并感染时痰量增多,常有脓性痰。少数患者咳嗽不伴咳痰。

3. 气短或呼吸困难

气短或呼吸困难是慢性阻塞性肺疾病的典型症状,也是造成患者焦虑不安的主要原因。早期仅在活动后出现,以后逐渐加重,严重时患者在日常活动甚至休息时也感气短,是慢性阻塞性肺疾病突出的临床症状。

4. 喘息和胸闷

部分患者特别是重度患者有喘息症状,而胸部紧闷感通常于劳累后发生。

5. 其他症状

晚期患者常有体重下降、食欲减退、外周肌肉萎缩和功能障碍、精神抑郁和(或)焦虑等,合并感染时可咳血痰或咯血。

（二）体　征

慢性阻塞性肺疾病早期体征不明显,随着疾病进展可出现以下体征:

（1）一般情况:低氧血症者可出现黏膜及皮肤发绀,患者不时采用缩唇呼吸以增加呼出气量;呼吸困难加重时患者常取前倾坐位;球结膜水肿,颈静脉充盈或怒张。

（2）呼吸系统:呼吸浅快,辅助呼吸肌(如斜角肌和胸锁乳突肌)参与呼吸运动,严重时可呈胸腹矛盾呼吸。桶状胸,胸廓前后径增大,肋间隙增宽,剑突下胸骨下角增宽。双侧语颤减弱,肺叩诊可呈过清音,肺肝界下移。两肺呼吸音减低,呼气相对延长,有时可闻干性啰音和(或)湿性啰音。

（3）心脏:可见剑突下心尖搏动;心脏浊音界缩小;心音遥远,剑突部心音较清晰、响亮,三尖瓣区可闻收缩期杂音;肺动脉高压和肺源性心脏病时,第二心音肺动脉瓣部分(P_2)＞主动脉瓣部分(A_2)。

（4）腹部:肝浊音界下移;右心功能不全时,肝-颈静脉回流征阳性;出现腹水时,可有移动性浊音阳性。

（5）其他:长期低氧者可见杵状指/趾,高碳酸血症或右心衰竭病例可出现双下肢可凹性水肿。

二、辅助检查

1. 肺功能检查

（1）第一秒用力呼气容积(forced expiratory volume in first second,FEV_1)占用力肺活量(forced vital capacity,FVC)的百分比(FEV_1/FVC％)下降。FEV_1/FVC 是评价气流受限的一项敏感指标。FEV_1 所占预计值的百分比是中、重度气流受限的良好指标,常用于慢性阻塞性肺疾病病情严重程度的分级评估。FEV_1 变异性小,易于操作,故可作为慢性阻塞性肺疾病肺功能检查的基本项目。吸入支气管扩张剂后,FEV_1/FVC％＜70％,提示不能完全可逆的气流受限。

（2）肺总量(total lung capacity,TLC)、功能残气量(functional residual capacity,FRC)、残气量(residual volume,RV)是深呼气后肺内剩余的气量,其增高,而肺活量(VC)减低,提示肺过度充气。由于 TLC 增加不及 RV 增加程度明显,故 RV/TLC 值增大。

（3）肺一氧化碳弥散量(lung diffusion for carbon monoxide,DLCO)及 DLCO 与肺泡

通气量(alveolar ventilation,VA)比值(DLCO/VA)减小,表明肺弥散功能受损,提示肺泡间隔破坏及肺毛细血管床丧失。

(4)支气管舒张试验:以吸入短效支气管扩张剂后 FEV_1 改善率≥12％且 FEV_1 绝对值增加超过 200ml 作为支气管舒张试验阳性的判断标准。其临床意义和注意点如下:①有助于慢性阻塞性肺疾病与支气管哮喘的鉴别,或提示两者可能同时存在;②不能可靠预测患者对支气管扩张剂或糖皮质激素治疗的反应及疾病的进展;③受药物治疗等因素影响,敏感性和可重复性较差。

2.胸部 X 线检查

早期胸片无明显变化,以后出现肺纹理增多、紊乱等非特异性改变;发生肺气肿时主要 X 线征象为肺过度充气,可见肺容积增大,胸廓前后径增加,肋骨走向变平,肺野透亮度增高,横膈位置低平,心脏悬垂狭长,肺野外周血管纹理纤细、稀少等,有时可见肺大疱形成。并发肺动脉高压和肺源性心脏病时,除右心增大的 X 线特征外,还可有肺动脉圆锥膨隆、肺门血管影扩大、右下肺动脉增宽和出现残根征等。胸部 X 线检查对确定是否存在肺部并发症及与其他疾病(如气胸、肺大疱、肺炎、肺结核、肺间质纤维化等)鉴别有重要意义。

3.胸部 CT 检查

高分辨率 CT 可辨别小叶中央型或全小叶型肺气肿及确定肺大疱的大小和数量,具有很高的敏感性和特异性,有助于慢性阻塞性肺疾病的表型分析,对判断肺大疱切除或外科减容手术的指征有重要价值,对慢性阻塞性肺疾病与其他疾病的鉴别诊断有较大帮助。

4.血气分析

慢性阻塞性肺疾病患者可表现为血气分析异常,首先表现为轻、中度低氧血症;随着疾病进展,低氧血症逐渐加重,并可伴有高碳酸血症。可根据血气分析来判断低氧血症、高碳酸血症、酸碱平衡失调、呼吸衰竭及其类型。

5.其他检查

低氧血症时,红细胞计数及血红蛋白可增高。并发感染时,痰涂片可见大量中性粒细胞,痰培养可检出病原菌,如肺炎链球菌、流感嗜血杆菌和肺炎克雷伯杆菌等,可帮助诊断细菌、真菌、病毒及其他非典型病原微生物感染。血液中的病原微生物核酸及抗体检查、血液培养可有阳性发现。病原菌培养阳性行药物敏感试验有助于合理选择抗菌药物。

三、诊断与鉴别诊断

(一)诊 断

对于任何有呼吸困难、慢性咳嗽或咳痰,且有暴露于危险因素病史的患者,临床上需要考虑慢性阻塞性肺疾病的可能。慢性阻塞性肺疾病的诊断应根据病史、危险因素接触史(尤其是吸烟史)、临床症状、体征及肺功能检查等资料综合分析确定。存在不完全可逆的气流受限是慢性阻塞性肺疾病诊断的必备条件,吸入支气管扩张剂后 $FEV_1/FVC％<70\%$ 即可明确存在持续的气流受限,排除其他疾病后可确诊为慢性阻塞性肺疾病。凡有逐渐加重的气急史者,肺功能测试示 RV/TLC 值增大,FEV_1/FVC 值减小,最大通气量

(maximal voluntary ventilation,MVV)降低,气体分布不均;经支气管扩张剂治疗,肺功能无明显改善,诊断即可成立。

早期轻度气流受限时,慢性阻塞性肺疾病患者可有或无咳嗽、咳痰、明显气促等临床症状,胸部 X 线检查有助于确定肺过度充气的程度及与其他肺部疾病鉴别,肺功能检查时发现 $FEV_1/FVC\%<70\%$,在排除其他疾病后,亦可诊断为慢性阻塞性肺疾病。因此,持续存在的气流受限是诊断慢性阻塞性肺疾病的必备条件,肺功能检查是诊断慢性阻塞性肺疾病的基本条件。

（二）鉴别诊断

部分已知病因或具有特征病理表现的气流受限疾病,如支气管哮喘、支气管扩张症、肺结核纤维化病变、肺囊性纤维化、弥漫性泛细支气管炎以及闭塞性细支气管炎等,有其特定的发病规律、临床特点和诊疗方法,不属于慢性阻塞性肺疾病范畴,故临床上须加以区别。

支气管哮喘的气流受限大多呈可逆性,但部分患者由于气道炎症持续存在而导致气道重塑,可发展为固定性气流受限,表现为兼有哮喘和慢性阻塞性肺疾病两种疾病的临床和病理特点,目前认为其可能是慢性阻塞性肺疾病的临床表型之一。

1. 支气管哮喘

多在儿童或青少年期起病,以发作性喘息为特征,发作时两肺布满哮鸣音,常有家庭或个人过敏史,症状经治疗后可缓解或自行缓解。哮喘的气流受限多为可逆性,其支气管舒张试验阳性。部分患者可能存在慢性支气管炎合并支气管哮喘,在这种情况下,表现为气流受限不完全可逆,从而使两种疾病难以区分。咳嗽变异型哮喘以刺激性咳嗽为特征,灰尘、油烟、冷空气等易诱发咳嗽,常有家庭或个人过敏疾病史。对抗生素治疗无效,支气管激发试验阳性可鉴别。

2. 支气管扩张

支气管扩张的典型表现为反复大量咳脓痰,或反复咯血。合并感染时咳大量脓性痰。查体常有肺部固定性湿性啰音。部分胸部 X 线片显示肺纹理粗乱或呈卷发状,高分辨率 CT 可见支气管扩张改变。

3. 肺结核

患者可有午后低热、乏力、盗汗及消瘦等症状,痰液检查可发现抗酸杆菌,胸部 X 线检查可发现病灶。

4. 弥漫性泛细支气管炎

大多数患者为男性非吸烟者,几乎所有患者均有慢性鼻窦炎;胸部 X 线片和高分辨率 CT 显示弥漫性小叶中央结节影和过度充气征,红霉素治疗有效。

5. 支气管肺癌

多数支气管肺癌患者有多年吸烟史,顽固性刺激性咳嗽或过去有咳嗽史,刺激性咳嗽、咳痰,可有痰中带血;或原有慢性咳嗽,咳嗽性质发生改变。有时表现为反复同一部位的阻塞性肺炎,经抗生素治疗未能完全消退。胸部 X 线片及 CT 可发现占位病变、阻塞性肺不张或阻塞性肺炎。痰细胞学检查、纤维支气管镜检查以及肺穿刺活检有助于明确诊断。

6. 其他原因所致呼吸气腔扩大

肺气肿是一病理诊断名词。呼吸气腔均匀、规则扩大而不伴肺泡壁破坏时,虽不符合肺气肿的严格定义,但临床上也常习惯称为肺气肿,如代偿性肺气肿、老年性肺气肿、Down 综合征中的先天性肺气肿等。临床表现可以出现劳力性呼吸困难和肺气肿体征,但肺功能测定没有气流受限的改变,即 $FEV_1/FVC\% \geqslant 70\%$,与慢性阻塞性肺疾病不同。

7. 肺间质纤维化

临床进展缓慢,开始仅有咳嗽、咳痰,偶有气短感。仔细听诊在胸部下后侧可闻爆裂音(Velcro 啰音)。血气分析显示动脉血氧分压(arterial partial pressure of oxygen,PaO_2)降低,而二氧化碳分压(arterial partial pressure of carbon dioxide,$PaCO_2$)可不升高。

第二节　慢性阻塞性肺疾病的病情评估

根据慢性阻塞性肺疾病患者的临床症状、急性加重风险、肺功能异常的严重程度及并发症情况进行综合评估,确定疾病的严重程度,包括气流受限的严重程度、患者的健康状况和未来急性加重的风险程度,指导社区治疗与管理工作。

一、症状评估

1. 呼吸困难严重程度评估

采用改良版英国医学研究委员会呼吸问卷(breathlessness measurement using the modified British Medical Reseach Council,mMRC)(表 2-1)对呼吸困难的严重程度进行评估。

表 2-1　改良版英国医学研究委员会呼吸问卷(mMRC)

呼吸困难评价等级	呼吸困难严重程度
0级	只有在剧烈活动时才感到呼吸困难
1级	在平地快步行走或步行爬小坡时出现气短
2级	由于气短,平地行走时比同龄人慢或者需要停下来休息
3级	在平地行走约100m或数分钟后需要停下来喘气
4级	因为严重呼吸困难而不能离开家,或在穿脱衣服时出现呼吸困难

2. 自我评估测试

采用慢性阻塞性肺疾病患者自我评估测试(the chronic obstructive pulmonary diseaseassessment test,CAT)问卷(表 2-2)进行评估。

表 2-2　慢性阻塞性肺疾病患者自我评估测试问卷　　　　　　　（分）

从不咳嗽	０１２３４５	总是在咳嗽
一点痰也没有	０１２３４５	有很多很多痰
没有任何胸闷的感觉	０１２３４５	有很严重的胸闷感觉
爬坡或上1层楼梯时,没有气喘的感觉	０１２３４５	爬坡或上1层楼梯时,感觉严重喘不过气来
在家里能够做任何事情	０１２３４５	在家里做任何事情都很受影响
尽管有肺部疾病,但对外出很有信心	０１２３４５	由于有肺部疾病,对离开家一点信心都没有
睡眠非常好	０１２３４５	由于有肺部疾病,睡眠相当差
精力旺盛	０１２３４５	一点精力都没有

注:数字 0～5 表示严重程度,请标记最能反映你当前情况的选项,在数字上打×,每个问题只能标记 1 个选项。

二、肺功能评估

应用气流受限的程度进行肺功能评估,即以 FEV_1 占预计值的百分比($FEV_1\%$ 预计值)为分级标准。慢性阻塞性肺疾病患者气流受限的肺功能分级分为 4 级(见表 2-3)。

表 2-3　慢性阻塞性肺疾病患者气流受限严重程度的肺功能分级

肺功能分级	气流受限程度	FEV_1 占预计值的百分比($FEV_1\%$ 预计值)
Ⅰ级	轻度	≥80%
Ⅱ级	中度	50%～79%
Ⅲ级	重度	30%～49%
Ⅳ级	极重度	<30%

三、急性加重风险评估

临床上评估慢性阻塞性肺疾病急性加重风险常用以下 2 种方法。

(1)应用气流受限分级的肺功能评估法进行评估,气流受限分级Ⅲ级或Ⅳ级表明具有高风险。当肺功能评估得出的风险分类与急性加重史获得的结果不一致时,应以评估得到的风险最高结果为准,即就高不就低。

(2)根据患者急性加重的病史进行判断,上一年发生急性加重不少于 2 次,或十一年因急性加重住院 1 次,预示以后频繁发生急性加重的风险大。

四、慢性阻塞性肺疾病的综合评估

临床医生应了解慢性阻塞性肺疾病病情对患者的影响,应综合症状、肺功能分级和急性加重的风险进行评估,目的是改善慢性阻塞性肺疾病的疾病管理。目前临床上采用 mMRC 分级或 CAT 评分作为症状评估方法,mMRC 分级≥2 级或 CAT 评分≥10 分表明症状较重,临床评估时通常选用 2 种评估方法中的其中一种。慢性阻塞性肺疾病的综合评估见表 2-4 和图 2-1。

表 2-4　慢性阻塞性肺疾病的综合评估

组别	特　征		肺功能分级	急性加重/(次/年)	呼吸困难分级	CAT 评分
	风险	症状				
A 组	低	少	Ⅰ～Ⅱ级	<2	<2 级	<10 分
B 组	低	多	Ⅰ～Ⅱ级	<2	≥2 级	≥10 分
C 组	高	少	Ⅲ～Ⅳ级	≥2	<2 级	<10 分
D 组	高	多	Ⅲ～Ⅳ级	≥2	≥2 级	≥10 分

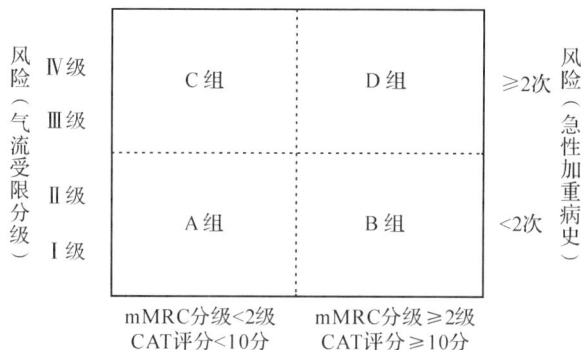

图 2-1　慢性阻塞性肺疾病的综合评估示意图

五、慢性阻塞性肺疾病的病程分期

1. 急性加重期

在疾病进展过程中,病情超出日常状况,并持续恶化,则需改变慢性阻塞性肺疾病的日常药物治疗方案。患者常有短期内咳嗽、咳痰、气短和(或)喘息加重,痰量增多,呈脓性痰或黏液脓性痰,可伴发热等炎症明显加重的表现。

2. 稳定期

患者的咳嗽、咳痰和气短等症状稳定或症状轻微,病情基本恢复至急性加重前的状态。

(诸葛毅)

第三章　慢性阻塞性肺疾病的社区治疗与护理

慢性阻塞性肺疾病的社区处理涉及病情评估和监测、减少危险因素、稳定期治疗和急性加重期治疗或转送上级医疗单位(不具备治疗条件的社区医院,则以转送更为合适)。药物治疗用于预防和控制症状,降低急性加重的频率和减轻严重程度,提高运动能力和生命质量。根据疾病的严重程度,逐步增加治疗措施,如没有出现明显的药物不良反应或病情恶化,则应在同一水平维持较长时间的规律治疗。根据患者症状严重程度、急性加重风险、药物可获得性等因素,实施个性化治疗方案,根据患者对治疗的反应情况,及时调整治疗方案。

第一节　稳定期慢性阻塞性肺疾病的治疗

稳定期慢性阻塞性肺疾病的治疗目标:①短期目标为减轻当前症状,包括缓解症状,改善运动耐量和健康状况;②长期目标为降低未来风险,包括减缓疾病进展,预防急性加重及降低病死率,防治并发症,减少不良反应发生。稳定期慢性阻塞性肺疾病的处理原则:根据病情的严重程度不同,选择的治疗方法也有所不同。

一、处理原则

1. 稳定期慢性阻塞性肺疾病治疗的总体方案应依据患者病情严重程度的评价,以及患者对各种治疗方法的反应制订。疾病的严重程度取决于症状和气流受限的严重程度,以及其他因素,如急性发作的频率和严重程度、呼吸衰竭、合并症(心血管疾病、阻塞性睡眠呼吸暂停等)和患者的一般健康状态。治疗方案应依据患者的受教育水平,接受所推荐的治疗方法的意愿、习惯,当地医疗条件以及药物供应的情况而定。

2. 对于慢性阻塞性肺疾病患者,健康教育既能改善患者应付疾病的能力和技巧以及健康状态,也有助于实现包括戒烟等有益于健康的目标。

3. 目前任何一种治疗慢性阻塞性肺疾病的药物都不能改变肺功能持续下降的趋势,这种下降趋势正是慢性阻塞性肺疾病的主要特征。因此,慢性阻塞性肺疾病的药物治疗目的是减轻和治疗其症状和(或)并发症。

4. 支气管扩张剂在慢性阻塞性肺疾病的症状治疗中起主要作用,为改善症状,可以酌情给予支气管扩张剂。

5. 主要的支气管扩张剂有 β_2 受体激动剂、抗胆碱药、茶碱以及上述药物的联合应用。

6. 仅在下列条件下使用吸入性糖皮质激素：有症状且经肺功能测定证实对糖皮质激素治疗有反应的慢性阻塞性肺疾病患者；FEV_1 占预计值的百分比 $<50\%$；病情反复发作，需使用抗生素和（或）口服糖皮质激素者。

7. 应避免长期的、全身性的糖皮质激素治疗，因为该治疗弊大于利。

8. 所有的慢性阻塞性肺疾病患者进行有计划的运动训练是有益的，可以改善运动能力和耐力，缓解呼吸困难，减轻疲劳感。

9. 对于慢性呼吸衰竭的患者，长期氧疗（$>15h/d$）可以增加其生存时间。

二、慢性阻塞性肺疾病的分级治疗

根据慢性阻塞性肺疾病的病情分级推荐不同的治疗方案，见表 3-1。

表 3-1　慢性阻塞性肺疾病的分级治疗推荐方案

分　级	特　点	推荐治疗	
所有患者		• 避免接触危险因素 • 接种流感疫苗	
Ⅰ级：危险期	• 慢性症状（咳嗽、咳痰） • 接触危险因素 • 肺功能正常		
Ⅱ级： 轻度 COPD	• $FEV_1/FVC\% < 70\%$ • $FEV_1\%$预计值$\geqslant 80\%$ • 有或没有症状	按需使用短效支气管扩张剂治疗	
Ⅲ级： 中度 COPD	Ⅱ A： • $FEV_1/FVC\% < 70\%$ • $50\% \leqslant FEV_1\%$预计值$< 80\%$ • 有或没有症状	• 规律使用一种或多种支气管扩张剂治疗 • 康复治疗	• 若吸入糖皮质激素后症状和肺功能有明显改善，则可吸入糖皮质激素
	Ⅱ B： • $FEV_1/FVC\% < 70\%$ • $30\% \leqslant FEV_1\%$预计值$< 50\%$ • 有或没有症状	• 规律使用一种或多种支气管扩张剂治疗 • 康复治疗	• 若吸入糖皮质激素后症状和肺功能有明显改善，或病情反复加重，则可吸入糖皮质激素
Ⅳ级： 严重 COPD	• $FEV_1/FVC\% < 70\%$ • $FEV_1\%$预计值$< 30\%$，或存在呼吸衰竭或右心衰竭	• 规律使用一种或多种支气管扩张剂治疗 • 若吸入糖皮质激素后症状和肺功能有明显改善，或病情反复加重，则可吸入糖皮质激素 • 并发症治疗 • 康复治疗 • 如有呼吸衰竭，则给予长期氧疗 • 考虑外科治疗	

注：中度 COPD 分成 Ⅱ A 和 Ⅱ B 以反映急性加重，特别多见于 $FEV_1\%$预计值$< 50\%$ 时。

三、慢性阻塞性肺疾病的药物治疗

药物治疗用于预防和控制慢性阻塞性肺疾病的症状,降低急性加重的频率,减轻严重程度,增强运动能力和耐力,提高生命质量。根据疾病的严重程度,进行有针对性的治疗;如没有出现明显的药物不良反应或病情恶化,则应在同一水平维持长期的规律治疗。此外,应根据患者对治疗的反应及时调整治疗方案。

1. 支气管扩张剂

支气管扩张剂可松弛支气管平滑肌,扩张细、小支气管,缓解气流受限,是控制慢性阻塞性肺疾病症状的主要治疗措施。短期按需应用可缓解症状,长期规律应用可预防和减轻症状,增强运动耐力,但不能使所有患者的 FEV_1 得到改善。与口服药物相比,吸入剂的不良反应轻,因此多首选吸入治疗。主要的支气管扩张剂有 β_2 受体激动剂、抗胆碱药及茶碱类药物,根据药物作用及患者的治疗反应选用。短效支气管扩张剂价格较低,但不如长效制剂使用方便。如联合应用不同作用机制和作用时间的药物可以增强支气管扩张作用,减少不良反应发生。如联合应用 β_2 受体激动剂、抗胆碱药和(或)茶碱,可以改善患者的肺功能与健康状况。

(1)β_2 受体激动剂:β_2 受体激动剂主要有沙丁胺醇和特布他林等,为短效定量雾化吸入剂,在数分钟内起效,15~30min 达到峰值,疗效持续 4~5h,每次剂量 100~200μg(每喷 100μg),24h 内不超过 8~12 喷。该类药主要用于缓解症状,按需使用。福莫特罗为长效定量吸入剂,作用持续 12h 以上,较短效 β_2 受体激动剂更有效且使用方便。吸入福莫特罗后 1~3min 起效,常用剂量为 4.5~9.0μg,每日 2 次。茚达特罗是一种新型长效 β_2 受体激动剂,2012 年 7 月已在我国批准使用。该药起效快,支气管扩张作用长达 24h,每日 1 次吸入 150μg 或 300μg 可以明显改善肺功能,缓解呼吸困难症状,减少慢性阻塞性肺疾病急性加重,提高生命质量。

(2)抗胆碱药:抗胆碱药主要有异丙托溴铵气雾剂,可阻断 M 胆碱受体,定量吸入时开始作用时间较沙丁胺醇等短效 β_2 受体激动剂慢,但其持续时间长,30~90min 达最大效果,可维持 6~8h,使用剂量为 40~80μg(每喷 20μg),每日 3~4 次。该药不良反应少,长期吸入可改善慢性阻塞性肺疾病患者的健康状况。噻托溴铵是一种长效抗胆碱药,可以选择性作用于 M_1、M_3 受体,作用长达 24h 以上;吸入剂量为 18μg,每日 1 次;长期使用可增加深吸气量,减低呼气末肺容积,进而改善呼吸困难,增强运动耐力,提高生命质量,也可降低急性加重频率。

(3)茶碱类药物:茶碱类药物可解除气管平滑肌痉挛,在慢性阻塞性肺疾病治疗中应用广泛。此外,该类药还有改善心排血量、舒张体循环血管和肺血管、增加钠水排出、兴奋中枢神经系统、改善呼吸肌功能及抗炎作用。缓释型或控释型茶碱每日口服 1~2 次就可以达到稳定的血浆浓度,对治疗慢性阻塞性肺疾病有一定效果。监测茶碱的血药浓度对预估疗效和不良反应有一定意义:血液中茶碱浓度>5mg/L 即有治疗作用;血液中茶碱浓度>15mg/L 时,不良反应明显增加。吸烟、饮酒、服用抗惊厥药和利福平等均可引起肝酶受损并缩短茶碱半衰期。老年人,持续发热、心力衰竭和肝功能损害较重者,以及同时应用西咪替丁、大环内酯类药物(如红霉素等)、氟喹诺酮类药物(如环丙沙星等)和口服避孕药等的患者,茶碱在血液中的浓度均可增高。

2. 糖皮质激素

慢性阻塞性肺疾病稳定期患者长期吸入糖皮质激素治疗并不能阻止FEV_1降低的趋势。长期规律地吸入糖皮质激素适用于有临床症状及反复加重,FEV_1占预计值的百分比<50%(Ⅲ级和Ⅳ级)的慢性阻塞性肺疾病患者。吸入糖皮质激素和β_2受体激动剂联合应用较分别单用的效果好,目前已有氟地卡松/沙美特罗、布地奈德/福莫特罗两种联合制剂。对于FEV_1占预计值的百分比<60%的患者,规律吸入糖皮质激素和长效β_2受体激动剂联合制剂,能改善症状和肺功能,提高生命质量,降低急性加重频率。不推荐对慢性阻塞性肺疾病患者采用长期口服糖皮质激素及单一吸入糖皮质激素治疗。

3. 磷酸二酯酶4抑制剂

磷酸二酯酶4抑制剂的主要作用是通过抑制细胞内环腺苷酸降解来减轻炎症,其中罗氟司特已在部分国家批准使用。每日1次口服罗氟司特虽无直接舒张支气管的作用,但能够改善应用沙美特罗或噻托溴铵治疗患者的FEV_1。罗氟司特联合长效支气管扩张剂可改善肺功能,但对患者预后,尤其是在急性加重方面的作用还存在争议。目前尚未见关于罗氟司特和吸入糖皮质激素的对照或联合治疗研究。本品最常见的不良反应有恶心、食欲下降、腹痛、腹泻、睡眠障碍和头痛,常发生在治疗早期,并随着治疗时间的延长而消失。对照研究结果显示,在罗氟司特治疗期间,患者可出现不明原因的体重下降(平均2kg),因此建议在治疗期间监测体重,低体重患者应避免使用。对于有抑郁症状的患者,也应谨慎使用罗氟司特。此外,罗氟司特与茶碱不可同时应用。

4. 其他药物

(1)祛痰药(黏痰溶解剂):慢性阻塞性肺疾病患者的气道内产生大量黏液分泌物,可促使其继发感染,并影响气道通畅,而应用祛痰药有利于气道引流通畅,改善通气功能,但其效果并不确切,仅对少数有黏痰的患者有效。常用药物有盐酸氨溴索、乙酰半胱氨酸等。

(2)抗氧化剂:慢性阻塞性肺疾病患者的气道炎症导致氧化负荷加重,促使其病理生理发生变化。应用抗氧化剂(N-乙酰半胱氨酸、羧甲司坦等)可降低疾病反复加重的频率。

(3)免疫调节剂:该类药物对降低慢性阻塞性肺疾病急性加重的严重程度可能具有一定作用,但尚未得到确证,故不推荐作为常规使用。

(4)疫苗:流行性感冒(简称"流感")疫苗有灭活疫苗和减毒活疫苗,应根据每年预测的流感病毒种类制备。该疫苗可降低慢性阻塞性肺疾病的严重程度和病死率,每年接种1次(秋季)或2次(秋、冬季)。肺炎球菌疫苗含有23种肺炎球菌荚膜多糖,临床上已用于慢性阻塞性肺疾病患者,疗效有待进一步观察。

(5)中医治疗:对于慢性阻塞性肺疾病患者,也可根据中医辨证施治的原则进行治疗。部分中成药具有祛痰,舒张细、小支气管,调节免疫等作用,值得我们深入研究。

四、氧 疗

长期氧疗的目的是使患者在海平面水平、静息状态下达到$PaO_2 \geq 60mmHg$和(或)使动脉血氧饱和度(arterial oxygen saturation,SaO_2)升至 90%,这样才能维持重要器官的功能,保证周围组织的氧气供应。慢性阻塞性肺疾病稳定期患者进行长期家庭氧疗,可以提高有慢性呼吸衰竭患者的生存率,对血流动力学、血液学特征、运动能力、肺生理和精神状态都会产生有益的影响。长期家庭氧疗应在极重度慢性阻塞性肺疾病患者中应用,具体指征有:① $PaO_2 \leqslant 55$mmHg 或 $SaO_2 \leqslant 88\%$,合并或未合并高碳酸血症;② PaO_2 为 $55\sim60$mmHg 或 $SaO_2 < 89\%$,并有肺动脉高压、心力衰竭水肿或红细胞增多症(血细胞比容 >0.55)。长期家庭氧疗一般是经鼻导管吸入氧气,流量 $1.0\sim2.0$L/min,每日吸氧持续时间 >15h。

第二节　急性加重期慢性阻塞性肺疾病的治疗

慢性阻塞性肺疾病急性加重的治疗目标是最大限度地减轻本次急性加重的影响,预防再次急性加重的发生。根据慢性阻塞性肺疾病急性加重和(或)伴随疾病的严重程度,患者可以接受院外治疗或住院治疗。多数患者可以使用支气管扩张剂、糖皮质激素和抗生素在院外治疗。医护人员应重视预防慢性阻塞性肺疾病急性加重。减少急性加重及住院次数的措施有:戒烟,接种流感疫苗和肺炎疫苗,掌握吸入装置用法等与治疗有关的知识,吸入长效支气管扩张剂或联合应用吸入糖皮质激素,使用磷酸二酯酶 4 抑制剂。

主要治疗原则:根据患者的临床症状、体征、血气分析和胸部影像学检查等指标评估病情的严重程度,采取相应的治疗措施。

一、院外治疗

慢性阻塞性肺疾病急性加重早期、病情较轻的患者可以在院外治疗,但需注意病情变化,及时把握好运送医院治疗的时机。院外治疗包括适当增加以往所用支气管扩张剂的剂量及频度,单一吸入短效 β_2 受体激动剂或联合应用吸入短效 β_2 受体激动剂和短效抗胆碱药。对于较严重的病例,可给予较大剂量雾化治疗数日,如沙丁胺醇 $2500\mu g$、异丙托溴铵 $500\mu g$,或沙丁胺醇 $1000\mu g$ 加用异丙托溴铵 $250\sim500\mu g$ 雾化吸入,每日 $2\sim4$ 次。

对于急性加重患者,短期口服或静脉滴注糖皮质激素和使用抗生素,可促进病情缓解,缩短康复时间,改善肺功能和动脉血气。对于症状较重及有频繁急性加重史的患者,除使用支气管扩张剂外,还可考虑口服糖皮质激素。泼尼松龙每日 $30\sim40$mg,连续使用 $10\sim14$d;此外,也可采用糖皮质激素联合速效 β_2 受体激动剂雾化吸入治疗。慢性阻塞性肺疾病症状加重,特别是有脓性痰液时,应积极给予抗生素治疗。应依据患者急性加重的严重程度及常见的致病菌,结合患者所在地区致病菌及耐药菌的流行情况,选择敏感的抗生素,疗程为 $5\sim10$d。

二、住院治疗

病情严重的慢性阻塞性肺疾病急性加重患者需要住院治疗。到医院就医或住院治疗的指征有:①症状明显加重,如突然出现静息状况下呼吸困难;②重度慢性阻塞性肺疾病;

③出现新的体征或原有体征加重（如发绀、意识改变和外周水肿）；④有严重的伴随疾病（如心力衰竭或新近发生的心律失常）；⑤初始治疗方案失败；⑥高龄；⑦诊断不明确；⑧院外治疗无效或条件欠佳。

慢性阻塞性肺疾病急性加重患者收入重症监护病房(intensive care unit,ICU)的指征有：①严重呼吸困难且对初始治疗反应不佳；②意识障碍（如嗜睡、昏迷等）；③经氧疗和无创机械通气低氧血症(PaO_2<50mmHg)仍持续或呈进行性恶化，和(或)高碳酸血症($PaCO_2$>70mmHg)无缓解甚至恶化，和(或)严重呼吸性酸中毒(pH<7.30)无缓解，甚至恶化。

（一）氧 疗

氧疗是慢性阻塞性肺疾病急性加重期住院患者治疗的一个重要部分。氧流量调节以改善患者的低氧血症、保证88%～92%血氧饱和度为目标。氧疗30～60min后应进行动脉血气分析，以确定血氧饱和度正常（血氧含量正常）而无二氧化碳潴留或酸中毒。Venturi面罩（高流量装置）较鼻导管提供的氧流量更准确，但患者难以耐受。

（二）抗菌药物

虽然导致急性加重的病原体可能是病毒或细菌，但急性加重期是否应用抗菌药物仍存在争议。目前推荐抗菌药物治疗的指征有：①呼吸困难加重、痰量增加和脓性痰是3个必要症状；②脓性痰在内的2个必要症状；③需要有创或无创机械通气治疗。临床上应用何种类型的抗菌药物须根据当地细菌耐药情况选择。对反复发生急性加重、严重气流受限和(或)需要机械通气的患者应进行痰培养，因为此时可能存在革兰阴性杆菌（如假单胞菌属或其他耐药菌株）感染并出现抗菌药物耐药。住院的慢性阻塞性肺疾病急性加重患者在病原学检查时，痰培养或气管吸取物（机械通气患者）可以替代支气管镜用于评价细菌负荷和潜在的致病微生物。药物治疗途径（口服或静脉给药）取决于患者的进食能力和抗菌药物的药代动力学特点，推荐给予口服治疗。呼吸困难改善和脓痰减少提示治疗有效。推荐的抗菌药物治疗疗程为5～10d。临床上选择抗菌药物须考虑有无铜绿假单胞菌感染的危险因素：①近期住院史；②经常(>4次/年)或近期（近3个月内）抗菌药物应用史；③病情严重(FEV_1占预计值的百分比<30%)；④应用口服类固醇糖皮质激素（近2周服用泼尼松>10mg/d)。初始抗菌治疗的建议：①对于无铜绿假单胞菌危险因素者，主要依据急性加重的严重程度、当地耐药状况、医疗费用和潜在的依从性选择药物。对于病情较轻者，推荐使用青霉素、阿莫西林加或不加克拉维酸、大环内酯类、氟喹诺酮类、第1代或第2代头孢菌素类抗生素，一般可口服给药。对于病情较重者，可使用β-内酰胺类/酶抑制剂、第2代头孢菌素类、氟喹诺酮类和第3代头孢菌素类。②有铜绿假单胞菌危险因素者如能口服，则可选用环丙沙星；需要静脉用药时可选择环丙沙星、抗铜绿假单胞菌的β-内酰胺类，不加或加用酶抑制剂，同时可加用氨基糖苷类药物。③应根据患者病情的严重程度和临床状况是否稳定选择口服或静脉给药，静脉给药3d以上，如病情稳定，则可改为口服。

（三）支气管扩张剂

短效支气管扩张剂雾化吸入治疗较适用于慢性阻塞性肺疾病急性加重期，对于病情较严重者，可考虑静脉滴注茶碱类药物。由于茶碱类药物的血药浓度个体差异较大，治疗窗较窄，故监测血清茶碱浓度对评估疗效和避免发生不良反应均有重要意义。由于$β_2$受体激动剂、抗胆碱药及茶碱类药物的作用机制及药代动力学特点不同,且分别作用于不同级别的气道,因此联合用药扩张支气管的作用更强。

（四）糖皮质激素

住院的慢性阻塞性肺疾病急性加重患者宜在应用支气管扩张剂的基础上口服或静脉滴注糖皮质激素。糖皮质激素给药剂量要权衡疗效及安全性,建议口服泼尼松 $30\sim$ $40mg/d$,连续使用 $10\sim14d$ 后停药。对于个别患者,可视情况逐渐减量停药;也可以静脉给予甲泼尼龙 $40mg$,每日 1 次,$3\sim5d$ 后改为口服。

（五）辅助治疗

在监测出入量和血电解质的情况下适当补充液体和电解质,注意维持液体和电解质平衡。注意补充营养,对于不能进食者,需经胃肠补充营养要素或给予静脉高营养饮食。对于卧床、红细胞增多症或脱水的患者,无论是否有血栓栓塞性疾病史,均需考虑使用肝素或低分子肝素进行抗凝治疗。此外,还应注意痰液引流,积极排痰治疗(如刺激咳嗽、叩击胸部、拍背、体位引流和湿化气道等),正确识别并及时治疗合并症(如冠心病、糖尿病和高血压等)及并发症(如休克、弥散性血管内凝血和上消化道出血等)。

（六）机械通气

无创或有创方式的机械通气是生命支持的一种手段。在此条件下,通过药物治疗消除慢性阻塞性肺疾病急性加重的原因,使急性呼吸衰竭得到逆转。在进行机械通气时,应监测患者的动脉血气。

1. 无创机械通气

根据病情需要可首选此方法。慢性阻塞性肺疾病急性加重期患者应用无创机械通气可降低 $PaCO_2$ 水平,减慢呼吸频率,减轻呼吸困难,减少呼吸机相关肺炎等并发症,缩短住院时间,更重要的是可降低插管率和病死率。无创机械通气要掌握合理的操作方法,提高患者的依从性;要避免漏气,通气压力应从低水平开始逐渐升至适当水平;还应采取其他有利于降低 $PaCO_2$ 水平的方法,提高无创机械通气的效果,具体应用指征见表 3-2。

表 3-2　无创机械通气在慢性阻塞性肺疾病急性加重期的应用指征

适应证:具有下列至少 1 项
　呼吸性酸中毒[动脉血 $pH\leqslant7.35$ 和(或)$PaCO_2\geqslant45mmHg$]
　严重呼吸困难且具有呼吸肌疲劳或呼吸功增加的临床征象,或两者同时存在,如使用辅助呼吸肌、腹部矛
　　盾运动或肋间隙凹陷

禁忌证(符合下列条件之一)
　呼吸抑制或停止
　心血管系统功能不稳定(低血压、心律失常和心肌梗死)
　嗜睡、意识障碍或患者不合作
　易发生误吸(吞咽反射异常、严重上消化道出血)
　痰液黏稠或有大量气道分泌物
　近期曾行面部或胃食管手术
　头面部外伤,固有的鼻咽部异常
　极度肥胖
　严重胃肠胀气

注:$1mmHg\approx0.133kPa$。

2. 有创机械通气

在积极的药物和无创机械通气治疗后,患者的呼吸衰竭仍进行性恶化,出现危及生命的酸碱失衡和(或)意识改变时,宜采用有创机械通气治疗,待病情好转后,可根据情况再采用无创机械通气进行序贯治疗。在决定终末期慢性阻塞性肺疾病患者是否使用机械通气时,还需充分考虑病情好转的可能性,患者及其家属的意愿,以及强化治疗条件是否许可。广泛使用的 3 种通气模式包括同步间歇指令通气(synchronized intermittent mandatory ventilation,SIMV)、压力支持通气(pressure support ventilation,PSV)和 SIMV 与 PSV 联合模式。慢性阻塞性肺疾病患者广泛存在内源性呼气末正压,故可导致吸气功耗增加和人机不协调。因此,可常规应用适度的外源性呼气末正压,压力约为内源性呼气末正压的 70%～80%。慢性阻塞性肺疾病患者的撤机过程可能遇到困难,需要安排和实施周密的撤机方案。无创机械通气也可帮助早期撤机,效果较佳。慢性阻塞性肺疾病急性加重期有创机械通气的应用指征见表 3-3。

表 3-3　有创机械通气在慢性阻塞性肺疾病急性加重期的应用指征

不能耐受无创机械通气,或无创机械通气失败,或存在使用无创机械通气的禁忌证
呼吸或心跳骤停
呼吸暂停导致意识丧失或窒息
意识模糊、镇静无效的精神运动性躁动
严重误吸
持续性气道分泌物排出困难
心率＜50 次/min 且反应迟钝
严重的血流动力学不稳定,补液和使用血管活性药无效
严重的室性心律失常
危及生命的低氧血症,且患者不能耐受无创机械通气

第三节　慢性阻塞性肺疾病的中医药治疗

一、慢性阻塞性肺疾病的中医辨证论治

中医学认为,慢性阻塞性肺疾病的发生是环境、生活习惯、遗传、体质等因素致人体肺、脾、肾、心功能失调,从而产生病理反应产物,如痰浊、瘀血、水饮;同时出现病理反应,即痰、喘、胸闷等症状和体征,因此它是一种虚实夹杂的疾病,是反复发作、迁延难愈、逐渐加重的一个过程。肺脏感邪,迁延失治,痰瘀稽留,损伤正气。肺、脾、肾虚损,正虚卫外不固,外邪易反复侵袭,诱使本病发作。其病理变化为本虚标实。急性加重期以实为主,稳定期以虚为主。慢性阻塞性肺疾病急性加重期的病机为痰(痰热、痰浊)阻或痰瘀互阻,常兼有气虚或气阴两虚,两者相互影响,以痰瘀互阻为关键。痰热日久损伤气阴,气虚则气化津液无力,津液不得正化反酿成痰浊而使阴津生化不足。痰壅肺系气机,损及肺朝百脉,可致血瘀。气虚行血无力也可致瘀。瘀血内阻而使津液运行不畅,促使痰饮内生,终

成痰瘀互阻。痰壅肺系重者,可蒙扰神明,可有痰热、痰浊之分,多为急性加重的重证。发作缓解,病情稳定,痰瘀危害减轻,但稽留难除。正虚显露而多表现为气(阳)、阴虚损,集中于肺脾肾,气(阳)、阴虚损中以气(阳)为主,肺脾肾虚损以肾为基。因此,稳定期病机以气(阳)虚、气阴两虚为主,常兼有痰瘀。

本病急性加重期常见风寒袭肺、外寒内饮、痰热壅肺、痰湿阻肺、痰蒙神窍等证,稳定期常见肺气虚、肺脾气虚、肺肾气虚、肺肾气阴两虚等证。血瘀既是慢性阻塞性肺疾病的主要病机,也是常见兼证,常夹于其他证候中,如夹于痰湿阻肺证则为痰湿瘀肺证,夹于痰热壅肺证则为痰热瘀肺证,夹于肺肾气虚证则为肺肾气虚瘀证。治疗应遵循"急则治其标""缓则治其本"的原则,急性加重期以清热、涤痰、活血、宣肺降气、开窍等祛邪为主,兼顾气阴。稳定期以益气(阳)、养阴等扶正补虚为主,兼祛痰活血。

慢性阻塞性肺疾病急性加重期在西医常规治疗基础上应用中医治疗,可以显著提高疗效,明显缩短病程,减少并发症,改善肺通气功能,降低致残率等。

采用中医或中西医结合治疗慢性阻塞性肺疾病稳定期具有明显的效果,表现在改善症状、减少急性加重、提高运动能力和生活质量等方面,且均好于单纯西医治疗。

传统医学根据慢性阻塞性肺疾病的症状和病程,将慢性阻塞性肺疾病归于中医学"肺胀""喘病""咳嗽""痰饮"等范畴。稳定期患者咳嗽、气短、咳痰等症状稳定存在或者症状轻微,辨证以正虚为主。然而,患者的临床表现除乏力、自汗、气短、腰膝酸软等虚症外,还有咳痰、口唇发绀、胸脘痞闷等多种痰瘀证的表现。对于肺气虚者,治之宜补肺益气,固卫气,人参胡桃汤合人参养肺丸主之,随证加减。对于肺脾气虚者,治之宜补肺健脾,降气化痰,六君子汤合黄芪建中汤主之,随证加减。对于肺肾气虚者,治之宜补肾益肺,纳气定喘,人参补肺饮主之,随证加减。对于肺肾气阴两虚者,治之宜补肺滋肾,纳气定喘,保元汤合人参补肺汤主之,随证加减。对于兼有血瘀证者,可予血府逐瘀汤,随证加减。

二、稳定期慢性阻塞性肺疾病的中医药治疗

稳定期慢性阻塞性肺疾病的中医药治疗是中医的优势,慢性阻塞性肺疾病反复发作、缠绵难愈、逐渐加重的特点与肺脾肾亏虚有关,此阶段的治疗十分重要。中医擅长整体调治,根据人体不同情况,望闻问切,四诊合参,辨证论治,因人而异。运用益气养阴温阳、补肺健脾益肾的方法,使人体内部气血阴阳平衡,脏腑功能恢复,免疫功能提高,从而减少发作次数,提高患者营养状况及生活质量。这是中医"缓则治其本""未病先防""既病防变"原则的充分体现。稳定期治疗重视长期性,一般以 3 个月为 1 个疗程,特别是以秋冬季节为主。

（一）中医辨证

1. 肺脾气虚证

咳嗽或喘息、气短,动则加重;神疲、乏力或自汗,动则加重;恶风,易感冒,纳呆或食少,胃脘胀满或腹胀或便溏;舌体胖大或有齿痕,舌苔薄白或腻,脉沉细或沉缓或细弱。

2. 肺肾气虚证

喘息、气短,动则加重;乏力或自汗,动则加重;易感冒,恶风,腰膝酸软,耳鸣,头昏或

面目虚浮;小便频数、夜尿多,或咳而遗尿;舌质淡,舌苔白,脉沉细或细弱。

3. 肺肾气阴两虚证

喘息、气短,动则加重;自汗或乏力,动则加重;易感冒,腰膝酸软,耳鸣,头昏或头晕,干咳或少痰、咳痰不爽,盗汗,手足心热;舌质淡或红,舌苔薄少或花剥,脉沉细或细弱或细数。

(二)中药治疗方案

1. 肺脾气虚证

治法:补肺健脾,降气化痰。

推荐方药:六君子汤合玉屏风散加减(黄芪、防风、白术、陈皮、法半夏、党参、茯苓、炙甘草)。

中成药:健脾丸联合玉屏风颗粒,金咳息胶囊(参蛤补肺胶囊)等。

2. 肺肾气虚证

治法:补肾益肺,纳气定喘。

推荐方药:补肺汤合金匮肾气丸加减(党参、黄芪、生熟地、山药、山茱萸、干姜、陈皮、法半夏、补骨脂、仙灵脾、五味子、炙甘草)。

中成药:金水宝胶囊、金匮肾气丸等。

3. 肺肾气阴两虚证

治法:益气养阴滋肾,纳气定喘。

推荐方药:四君子汤合生脉散加减(黄芪、防风、白术、熟地、山茱萸、陈皮、法半夏、茯苓、党参、麦冬、五味子、炙甘草)。

中成药:黄芪生脉饮、麦味地黄丸(胶囊)等。

(三)穴位贴敷

(1)药物组成:主要由白芥子、延胡索、甘遂、细辛等组成,磨成粉,姜汁调敷。

(2)穴位选择:选取膻中、肺俞、脾俞、肾俞、膏肓,或辨证选穴。

(3)操作方法:患者取坐位,暴露所选穴位,局部常规消毒后,取一帖敷剂敷于穴位上,于6~12h后取下即可。

(4)外敷后反应及处理:严密观察用药反应。①外敷后多数患者局部有发红、发热、发痒感,或伴少量小水泡,属外敷的正常反应,一般不需要处理。②如果出现较大水泡,可先用消毒毫针将泡壁刺一针孔,放出泡液,再消毒。要注意保持局部清洁,避免摩擦,防止感染。③外敷治疗后皮肤可暂有色素沉着,一般5~7d会消退,且不会留有瘢痕,不必过分顾虑。

穴位贴敷每10d一次,可视患者皮肤敏感性和反应情况调整贴敷次数。

(四)益肺灸(督灸)

益肺灸是在督脉的脊柱段上施以隔药灸来治疗疾病的特色疗法,汇集督脉、益肺灸粉、生姜泥和艾灸的治疗作用于一炉;每月1~2次,3~6次为1个疗程。

(五)拔罐疗法

选择背部太阳经及肺经,辨证取穴,运用闪罐、走罐、留罐等多种手法进行治疗,每周2次。

（六）穴位注射

可选曲池、足三里、尺泽、丰隆穴，或者辨证取穴注射卡介菌多糖核酸注射液，每穴0.5ml，1次/3d，7次为1个疗程。

（七）针灸

根据不同证候选择热敏灸、雷火灸等。辨证取穴或循经取穴，如肺脾气虚证配气海、丰隆，肺肾气虚证配太溪等。

（八）膏方

辨证选用不同的补益药物。稳定期患者在每年夏季三伏天可以用中药进行体表穴位敷贴和穴位注射，如采用温阳、化痰、消除疲乏和补肾的中药，可补肾纳气平喘，祛除内伏的寒邪、痰饮，活化瘀血，提高机体免疫功能，增强体质，降低急性加重的发作频率。该方法简便易行，疗效较佳且无明显毒副作用。

（九）其他中医特色疗法

根据病情可选择中药离子导入、电针疗法、沐足疗法、砭石疗法、经络刺激疗法等。经络刺激疗法可选用数码经络导平治疗仪、针刺手法针疗仪等设备。

三、急性加重期慢性阻塞性肺疾病的中医药治疗

（一）中医辨证

1. 外寒内饮证

受凉后出现头痛、身痛，发热畏寒，咳嗽，气急，喉中痰辘辘，痰色白清稀，胸闷气憋。舌质淡，苔薄白，脉滑，或浮紧或弦紧。

2. 风热犯肺证

发热，恶风或恶热，头痛、肢体酸痛，咳嗽咽痛，气急，痰黄质稠。舌质红，苔薄白或黄，脉滑或浮数。

3. 痰浊壅肺证

咳嗽喘息，咳唾痰涎，量多色灰白，胸胁膨满，气短，不得平卧，心胸憋闷。苔白腻，脉弦滑。

4. 肺气郁闭证

常因情志刺激而诱发，病发时突然呼吸短促，息粗气憋，胸闷，咽中如窒，但喉中痰鸣不甚，或无痰声。平素多忧思抑郁，失眠，心悸。苔薄，脉弦。

5. 阳虚水泛证

面浮足肿，腹满尿少，心悸喘咳不得卧，咳清稀痰，形寒怕冷，气短动则甚，面唇青紫。舌胖质暗，苔白滑，脉沉细数或结代。

6. 痰蒙神窍证

咳逆喘满不得卧，痰鸣声响；意识朦胧，表情淡漠，或谵妄，烦躁不安，严重者昏迷；或肢体震颤，抽搐。舌质暗红或紫绛，苔白腻或黄腻，脉细滑数。

（二）中药治疗方案

1. 外寒内饮证

治法：散寒解表，宣肺平喘。

推荐方药:小青龙汤加减(麻黄、桂枝、细辛、干姜、制半夏、白芍、五味子、炙甘草等)。

中成药:小青龙汤合剂等。

2. 风热犯肺证

治法:疏散风热,清肺平喘。

推荐方药:银翘散合麻杏石甘汤加减(金银花、连翘、竹叶、荆芥、牛蒡子、淡豆豉、桔梗、麻黄、杏仁、生石膏、甘草等)。

中成药:双黄连口服液、橘红丸等。

中药注射剂:热毒宁注射液等。

3. 痰浊壅肺证

治法:化痰宣肺,降浊平喘。

推荐方药:宽胸理肺汤合三子养亲汤加减(麻黄、杏仁、瓜蒌仁、瓜蒌皮、半夏、薤白、地龙、苏子、白芥子、莱菔子、葶苈子、陈皮、法半夏、前胡、茯苓等)。

中成药:猴枣散等。

4. 肺气郁闭证

治法:开郁宣肺,理气通络。

推荐方药:五磨饮子加减[木香、沉香(后下)、槟榔、枳实、乌药等]。

5. 阳虚水泛证

治法:益气温阳,健脾利水。

推荐方药:真武汤合五苓散(茯苓、芍药、白术、生姜、附子、猪苓、茯苓、泽泻、白术、桂枝)。对于水寒射肺而咳者,加干姜、细辛温肺化饮,五味子敛肺止咳;对于阴盛阳衰而下痢甚者,去芍药之阴柔,加干姜以助温里散寒;对于水寒犯胃而呕者,加大生姜用量,以和胃降逆,亦可加吴茱萸、半夏以助温胃止呕。

6. 痰蒙神窍证

治法:涤痰,开窍,息风。

推荐方药:涤痰汤(半夏、陈皮、茯苓、甘草、枳实、竹茹、人参、石菖蒲、胆南星)。对于痰热内盛者,加黄芩、桑白皮、葶苈子、天竺黄、竹沥;对于热结大肠者,用凉膈散或增液承气汤;对于肝风内动者,加钩藤、全蝎、羚羊角粉;对于热伤血络者,加水牛角、生地、牡丹皮、紫珠叶、生大黄等。

中成药:①安宫牛黄丸,每次 1 丸,口服或鼻饲,每 6～8h 1 次;②5％葡萄糖溶液250ml＋清开灵针 20ml,静脉滴注,每日 1 次;③5％葡萄糖溶液 250ml＋醒脑静针 20ml,静脉滴注,每日 1 次。

(三)针刺治疗

疏风解表,取风池、列缺、外关等穴;清热解表,取风池、大椎、曲池、合谷等穴;平喘取定喘、大椎、天突、肺俞等穴;化痰取丰隆、鱼际等穴;胸闷取内关、膻中等穴。

可选用针刺手法或针疗仪刺激 20min,每日 1～2 次。

(四)穴位外敷

外寒内饮证、痰浊壅肺证可选用穴位敷贴:将白芥子、川椒目各 1 等份,全蝎适量共研末,用姜汁调拌后,掺入冰片适量,外敷双侧肺俞、膏肓俞、四花穴(为膈俞与胆俞两穴的合称)、膻中穴,以皮肤灼痛难忍、发疱、溃烂为度。每日1次。皮肤过敏者慎用。

(五)疗效评价

1. 证候疗效标准

(1)临床控制:临床症状、体征消失或基本消失。

(2)显效:临床症状、体征明显改善。

(3)有效:临床症状、体征均有好转。

(4)无效:临床症状、体征无明显改善,甚至加重。

2. 呼吸困难程度的评估

可采用改良版英国医学研究委员会呼吸困难问卷进行评估。

0级:除非剧烈活动,无明显呼吸困难;

1级:当平地快走或上缓坡时有气短;

2级:由于呼吸困难,步行比同龄人慢,或者以自己的速度在平地上行走时需要停下来喘息;

3级:在平地上步行100m或数分钟后需要停下来呼吸;

4级:明显的呼吸困难而不能离开家,或者在穿脱衣服时气短。

第四节　慢性阻塞性肺疾病的社区护理服务

社区护理是将公共卫生学及护理学的知识与技能结合,借助有组织的社会力量,为社区、家庭、个人提供服务。它以促进和维护社区人群健康为目标,从单纯的疾病的护理扩展到疾病的预防,帮助患者恢复健康、减少残障。在慢性阻塞性肺疾病患者的社区管理工作中,社区护理发挥着不可替代的作用。

由于受多种因素的制约,因此慢性阻塞性肺疾病患者不可能长时间在医院接受常规性的治疗和护理。当病情相对稳定时,患者便要出院。但出院后,患者还需要面对各种治疗和护理问题,因此出院后的慢性阻塞性肺疾病缓解期患者更需要医护人员的帮助。医护人员要与患者及其家属一起制订、实施治疗和护理方案。

社区护理主要由社区护士负责。社区护士常常处于独立工作状态,应用各专科护理技能及中西医结合的护理技能,独立地进行各项护理操作、独立地运用护理程序、独立地开展健康宣教、独立地进行咨询或指导。

一、护理程序在社区护理中的应用

社区护士要运用系统的、科学的方法对社区居民进行全面、有目的、有计划的身心护理,要有科学的护理理念和方法。社区护理程序是社区护士收集社区实际存在或潜在健康问题的有关资料,通过分析资料确定社区护理诊断、制订适合社区护理对象的护理计划、实施各项护理措施后加以评价,最终使社区护理对象恢复健康或达到最佳健康状态的一个过程。它共分5个步骤,即护理评估、护理诊断(或护理问题)、护理计划、实施与评价。护理评估从社区的各个层面,即从人群、地点和功能这三个方面收集、整理和分析资料,然后找出护理问题,为确定社区护理计划提供参考依据,随后实施护理措施,进行护理评价。

二、慢性阻塞性肺疾病社区护理的特点

1. 以预防为主要措施

以健康为目标的临床护理多以恢复个体健康为主,社区护理是以维护和促进人群健康为中心,强调促进健康而不是单纯护理患者。社区护士需要经常帮助居民解决存在的健康问题,其中心任务是提高社区人群的生理、心理和社会健康水平。

2. 以群体为服务对象

社区护士的服务重点是社区,其工作不仅限于刚出院的患者或长期慢性患者,而是整个社区的居民,一方面要向社区居民提供直接的护理服务,另一方面要调动社区的一切积极因素,大力开展各种形式的健康促进活动。社区护理的工作就是收集和分析人群的健康状况及影响因素,然后解决社区人群中主要的健康问题。

3. 具有高度的自主性与独立性

社区护士工作范围广、独立性强,需要运用流行病学方法找出易出现健康问题的高危人群,采取预防保健措施,促进人群健康,使社区护理工作有针对性地开展。

4. 管理患者时间长

慢性阻塞性肺疾病患者在大型医院的住院时间一般较短,因此社区护士不仅要满足患者在社区医院住院期间的需要,而且要满足在家缓解期患者的护理需求。社区护理对象长期居住于社区,出院后仍需长期护理。因此,社区护士管理患者时间长,有机会深入了解患者及其家庭的社会文化背景,有利于评估其身心与社会状况,以给予适当的预防或保护、照顾措施。

5. 与各方面加强合作

社区护士需要善于交流,要主动与当地行政、福利及教育等有关部门和人员联系、合作。只有通力合作,才能做好社区卫生服务工作。

三、慢性阻塞性肺疾病的社区护理干预

1. 社区综合治疗与护理

合理的综合治疗能提高慢性阻塞性肺疾病患者的生活质量,改善预后。社区医院要为所有慢性阻塞性肺疾病患者建立健康档案,定期进行评估、分类和护理。社区护士要定期进行家庭访问,对患者及其家庭提供直接的护理。

2. 社区康复护理

社区医院要为每位慢性阻塞性肺疾病患者制订社区康复护理方案,对患者进行肺康复治疗与护理,缓解患者的临床症状,减少住院次数,提高患者的运动耐力和生活质量,阻止或延缓肺功能恶化,改善患者的活动能力和社会适应能力。社区护士可组织患者以小

组形式集中进行康复指导,也可教会患者在家中进行康复治疗。肺康复治疗主要包括体能锻炼、呼吸肌锻炼、营养支持及合理使用药物。呼吸肌锻炼的重点是训练膈肌做深缓呼吸,指导患者坚持做腹式呼吸和阻力呼吸锻炼,以提高肺潮气量(tidal volume,TV),减少无效死腔,增加肺泡通气量,改善气体分布,增强呼吸功能。

3. 社区健康教育

健康教育在社区的重要性在于它的预见性、针对性和实用性,及时预见和发现问题,并且有针对性地作出指导,预防和纠正健康问题。社区护士采取多种形式如宣传画、小册子、上门随访、电话随访或成立患者俱乐部等,进行全方位的健康教育,使患者知晓慢性阻塞性肺疾病的相关知识(戒烟、药物使用方法、康复锻炼方法和营养支持知识)及定期随访的重要性,使之积极主动地追求健康的生活方式。

健康教育的具体措施有:①慢性阻塞性肺疾病基础知识讲解。讲解内容主要包括疾病形成、疾病发展、疾病治疗、呼吸道卫生等。②用药指导。指导患者坚持药物治疗,不要随意停药。指导正确的用药方法,如吸入疗法关键在于患者熟练掌握吸入技术。告知药物的不良反应等。③指导体能锻炼。制订有针对性的体能锻炼方式(如呼吸肌锻炼和上肢运动、下肢运动)、锻炼时间,指导患者量力而行,循序渐进,持之以恒。④指导营养支持。由于慢性阻塞性肺疾病患者具有高消耗、低摄入,伴有低氧血症及高碳酸血症、呼吸肌易疲劳等临床特点,故全身营养处于较差状态,并对治疗效果产生一定程度的不良影响。因此,社区护士应高度重视营养补给,根据患者营养状况的评估制订个性化的营养支持方案。患者饮食应以高维生素、高热量、高蛋白质的半流质或流质食物为主,同时适当补充水和微量元素,多食用新鲜水果和蔬菜,注意防止便秘和肠内积气发生。在氧疗期间患者应坚持少食多餐的饮食原则,并严格控制食盐的摄入量。

4. 社区预防

预防性服务是社区护士的主要职责之一。去除危险因素是预防的主要措施:①对于吸烟的患者,强烈建议并协助患者戒烟,与患者共同制订戒烟计划,将戒烟流程挂于房间显眼处,大胆面对,欢迎监督,护士定期随访并进行评价。②对暴露于其他危险因素中的患者,应尽量指导患者脱离危险因素,如职业粉尘接触、化学毒物接触、环境污染、厨房油烟接触、被动吸烟、呼吸道感染等。③及时发现社区内存在或潜在的健康问题以及影响健康的因素,及时发现社区、家庭中的问题,如家庭或社会压力、环境中的危险因素等,并采取相应的预防干预措施。

5. 社区心理护理

心理护理是社区护理的重要内容之一。良好的心态有利于患者积极地面对疾病,增加治疗的依从性,并有利于建立良好的人际关系,有利于疾病的康复。

社区护士要针对性地进行心理干预:①进行情感状态评估,及时发现心理问题,如有异常(如抑郁等)者,应及时转心理咨询或寻求心理咨询指导。②告诉患者慢性阻塞性肺疾病的性质,增强其信心,协助患者克服压抑、焦虑、烦躁等心理障碍。③教会患者维护心理健康的一些方法,如参与社交活动,恰当处理家庭成员、同事和朋友之间的关系,成立患者俱乐部,加强沟通,释放情绪,保持好心情。④与当地民政、居委会联系,协助解决患者的实际困难。⑤对于高龄慢性阻塞性肺疾病抑郁患者,首先要为其创造良好的生活和休息环境,并对患者的抑郁状况进行科学评估,在生活上给予患者更多的照顾和关怀。同时,还要注意对患者的不良情绪及消极心理进行及时、正确的疏导。此外,应不断优化社会支持渠道,鼓励社会人士给予高龄慢性阻塞性肺疾病患者更多的精神与物质上的支持和帮助。

6. 家庭氧疗

为减轻低氧血症症状,对于合并慢性呼吸衰竭的慢性阻塞性肺疾病患者,建议行长期的家庭氧疗,社区护士可帮助实施家庭氧疗。在护理过程中,指导患者及其家属了解吸氧目的、吸氧作用、吸氧方法及相关注意事项、吸氧用具更换及消毒、安全措施等氧疗的相关事项。家庭氧疗可以选用家庭制氧机,每日吸氧 15h 以上,夜间供氧尤为重要,社区护士教会患者及其家属熟悉制氧机的正确用法,确保氧疗安全。

7. 团队合作

社区护理需要团队合作。社区护理既需要其合作者的支持、协助,也需要其护理对象的理解、配合,还要与其他从事健康服务的人员相互合作,促进社区卫生工作各个环节的良好衔接。社区护士要负责管理社区内的人群和服务站内的物资、药品、档案及各种活动的安排工作,有时还要组织本社区有同类兴趣或问题的人员共同参加学习,如老年患者家中照护者的培训或营养指导,需要运用一定的组织管理技巧。

社区护士要从整体观出发,在工作中主动、虚心听取他人意见,与相关部门进行合作,团结一致,完成工作目标。社区护士担负着向社区居民提供社区护理服务的职责,同时也肩负着发展社区护理、完善护理学科的重任。为此,要积极开展科研工作,如进行流行病学的调查工作。社区护理科研的内容十分广泛,可以是行为与健康的关系、疾病的致病因素或条件(环境)以及其他与健康有关的课题等。

8. 护理效果评价

患者出院 6 个月后要接受护理效果评价:病情是否稳定,症状有无缓解,各项肺功能检查指标是否稳定或有好转,尤其是最大肺活量(VC_{max})、FEV_1、最大呼气峰流速(peak expiratory flow,PEF)、FEV_1/FVC 情况如何。

总之,在慢性阻塞性肺疾病的社区护理工作中,社区护士发挥着多种多样的作用,如照顾、教育、咨询、组织、管理、协调、合作、观察及研究等。社区护士除需掌握护理学和临床医学知识外,还应具备流行病学、预防医学等相关学科知识,且要了解心理学、伦理学等科学人文学科知识和技能,才能更好地适应社区护理工作。

(王小同　吴国伟　韩志强　程科云　俎德学　鲁永华　汪新华　杨卫东)

第四章　慢性阻塞性肺疾病的生活质量评估

生活质量是指在文化生活和价值体系的背景下,个体对自身生活和生活目标、期望、准则、关怀等状态的感受与评价。慢性阻塞性肺疾病是一组慢性气道炎症性疾病,以气道受限、反复咳嗽咳痰、气促和呼吸困难为主要特征。由于疾病呈慢性进展、迁延不愈,故导致呼吸肌功能不全,肺功能每况愈下,营养不良,体质下降,劳动能力日益减退,严重者甚至日常生活也不能自理。因此,慢性阻塞性肺疾病严重影响患者的劳动能力和生活质量。随着人们健康意识的增强以及医疗技术的发展,良好的生活质量已成为人们追求健康的最终标准。选择最合适的测评手段来评估慢性阻塞性肺疾病患者的健康相关生活质量(health-related quality of life,HRQL),对慢性阻塞性肺疾病患者的社区管理至关重要。

第一节　慢性阻塞性肺疾病的生活质量

一、病理基础难逆转

慢性阻塞性肺疾病的病理改变主要表现为慢性支气管炎及肺气肿。由于中小气道炎症导致气管壁的损伤—修复过程反复发生,进而引起中小气道结构重塑、胶原含量增加及瘢痕形成;支气管黏膜上皮细胞变性、坏死,溃疡形成;纤毛倒伏、变短、不齐、粘连,部分脱落;缓解期黏膜上皮修复、增生,鳞状上皮化生和肉芽肿形成;杯状细胞肥大,数目增多,分泌亢进,腔内分泌物潴留;基底膜变厚、坏死;支气管腺体增生、肥大;细支气管壁有炎症细胞浸润,管壁黏液腺及杯状细胞增生、肥大,纤毛上皮破损,纤毛减少;肺过度膨胀,弹性减退,肺泡壁变薄,肺泡腔扩大、破裂或形成大疱,血液供应量减少,弹力纤维网被破坏。

二、生理功能障碍

慢性支气管炎并发肺气肿时,根据其严重程度可引起一系列病理生理改变。早期病变局限于细小气道,仅闭合容积增大,一般反映大气道功能的检查如第一秒用力呼气容积、最大通气量、最大呼气中期流速多为正常。但有些患者小气道功能(直径<2mm的气道)已发生异常,反映肺组织弹性阻力及小气道阻力的动态肺顺应性降低,在慢性阻塞性肺疾病早期、缓解期时大多恢复正常。随着病情加重,气道狭窄,阻力增加,常规通气功能检查可有不同程度异常,病变累及大气道时,可引起肺通气功能障碍,最大通气量降低。随着病情进展,肺组织弹性日益减退,肺泡持续扩大,导致回缩障碍,则RV及RV/TLC值增加,气道阻力增加,气流受限成为不可逆性。肺气肿加重导致大量肺泡周围的毛细血管受膨胀肺泡的挤压而退化,致使肺毛细血管大量减少,肺泡间的血流量减少,此时肺泡虽有通气,但肺泡壁无血液灌流,导致生理无效腔气量增大;此外,也有部分肺区虽有血液灌流,但肺泡通气不良,不能有效参与气体交换。如此,肺泡及毛细血管大量丧失,弥散面积减少,引起通气与血流比例失调,导致换气功能发生障碍。通气和换气功能障碍可造成缺氧和二氧化碳潴留,引起不同程度的低氧血症和高碳酸血症,最终导致呼吸功能衰竭。

三、生活质量受损

慢性阻塞性肺疾病起病缓慢、病程较长,慢性咳嗽随病程发展可终身不愈。咳白色黏液或浆液性泡沫样痰,偶可带血丝,清晨排痰较多。气短或呼吸困难早期在剧烈活动时出现,后逐渐加重,以致患者在日常活动甚至休息时也感到气短,重度患者或急性加重时可出现喘息,呼吸变浅,频率增加,严重者可有缩唇呼吸等。晚期患者有体重下降、食欲减退等表现。随着疾病进展患者可出现桶状胸。慢性阻塞性肺疾病稳定期患者咳嗽、咳痰、气短等症状稳定或症状较轻。慢性阻塞性肺疾病急性加重,短期内咳嗽、咳痰、气短和(或)喘息加重,痰量增多,呈脓性或黏液脓性,可伴发热等症状。呼吸肌功能呈进行性下降趋势,其肺功能的损伤可直接影响患者的生活质量。

慢性阻塞性肺疾病患者常常出现肺功能损害,劳动能力逐渐下降,严重时患者甚至连日常生活也不能自理。由于病情进行性加重、迁延不愈,故患者需要长期就医,给家庭和社会造成的经济负担日益加重,患者往往会出现失望、失落、抑郁、焦虑及恐惧等心理障碍。消极、抑郁、悲观、恐惧的负面情绪能降低躯体的生理功能,诱发内分泌功能失调,降低免疫监视系统功能,导致机体免疫功能降低。此外,焦虑和烦躁情绪会导致患者呼吸、心跳加快,使症状加重,病情反复,治疗费用增加。如此造成恶性循环,往往预后不良。

第二节　慢性阻塞性肺疾病生活质量的评价方法

一、慢性阻塞性肺疾病生活质量调查问卷

慢性阻塞性肺疾病生活质量调查问卷,又称圣乔治呼吸问卷(St. George's Respiratory Questionnaire,SGRQ),是目前应用最为广泛的呼吸系统调查问卷,能可靠、有效地反映慢性阻塞性肺疾病患者的生活质量,是评价慢性阻塞性肺疾病患者生活质量和康复效果的一个重要手段(见表4-1)。SGRQ包含症状评分、活动评分和影响评分3个部分。SGRQ的计算方法采用加权平均法,即每一个问题根据以往的调查研究、经验和统计学处理得出不同的权重,每个条目的每一个备选项均有一个权重值(分数),共51个条目。累加各条目的实际总分,再除以理论上可能的各条目的最大累计得分,以0~100%表示,为该患者的SGRQ总分。SGRQ得分越高,代表疾病对患者生活质量的影响程度越大,对生活完全没有影响为0分,对生活极度影响为100分。研究认为,无论是单项得分还是总和得分,分值波动在4分以上,均具有临床意义。SGRQ的权重是通过多次反复实验确定的。研究对象包括不同性别、年龄、疾病严重程度、肺功能情况的哮喘、慢性阻塞性肺疾病患者,且分别在英国、芬兰、荷兰、美国、意大利、泰国,以及随后在德国、西班牙和日本等多个国家进行调查研究。结果发现,包括种族因素在内的多项指标对权重的影响极小,也就是说,患者的人口学资料对SGRQ评分的统计结果影响极小,因此SGRQ适用于全世界范围的气流阻塞性疾病患者。

表 4-1　慢性阻塞性肺疾病生活质量调查问卷(SGRQ)

这份问卷是用于帮助我们更进一步了解你的呼吸问题是如何正在困扰你的,以及它是如何影响你的生活的。我们通过它发现疾病在哪一方面对你的影响最大,但这些不是医生或护士所认为的那些问题。

请仔细阅读下列指导性语句,若有不明白之处请提问。不要花费太长的时间来决定你的答案。

在完成余下的问卷前,请选择一个能体现你目前健康状况的描述并在小框中打"√"。

第一部分

以下关于在过去3个月内有关你的呼吸困难问题,每个问题只选择一个答案。

1.在过去一年中,我咳嗽的平均次数:

□一周中的绝大部分时间(4分)

□在一周内平均有几天(3分)

□在一个月内的几天(2分)

□只是在气管感染(如感冒)时才会咳嗽(1分)

□完全没有咳嗽(0分)

2.在过去一年中,我有痰的平均次数:

□一周中的绝大部分时间(4分)

□在一周内平均有几天(3分)

□在一个月内的几天(2分)

□只是在气管感染(如感冒)时才会有痰(1分)

□完全没有痰(0分)

3.在过去一年中,我感觉气促的平均次数:

□一周中的绝大部分时间(4分)

□在一周内平均有几天(3分)

□在一个月内的几天(2分)

□只是在气管感染(如感冒)时才会有气促(1分)

□完全没有气促(0分)

4.在过去一年中,我呼吸时有喘鸣声(He He 声)的平均次数:

☐一周中的绝大部分时间(4分)

☐在一周内平均有几天(3分)

☐在一个月内的几天(2分)

☐只是在气管感染(如感冒)时才会有(1分)

☐完全没有(0分)

5.在过去一年中,你有过几次严重的或极不舒服的呼吸困难发作?

☐多于 3 次(4分)

☐3 次(3分)

☐2 次(2分)

☐1 次(1分)

☐完全没有这种情况(0分)

6.你觉得最严重的那一次肺脏疾病发作持续了多久(如你没有严重的发作,请跳往第七题)?

☐多于 1 周(3分)

☐3~7 天(2分)

☐1~2 天(1分)

☐少于 1 天(0分)

7.在过去的一年内,平均每周有几天你是正常的(几乎没有呼吸困难)?

☐没有一天是好的(4分)

☐有 1~2 天是好的(3分)

☐有 3~4 天是好的(2分)

☐差不多每天都是好的(1分)

☐每天都好(0分)

8.如果你有喘鸣的现象,是否在早晨较差? 如果你没有喘息,直接回答问卷的第二部分。

☐否（0分）

☐是（1分）

第二部分

一、请选择一个合适的选项并在小框中打"√"。

9.你将如何描述你目前的呼吸困难?

☐呼吸困难使我受到很严重的困扰(3分)

☐呼吸困难使我受到相当多的困扰(2分)

☐呼吸困难使我受到一些困扰(1分)

☐呼吸困难没有使我受到困扰(0分)

10.如果你曾经有过工作,请选择以下一项:

☐我的呼吸问题使我完全终止工作(2分)

☐我的呼吸问题影响我的工作或使我变换工作(1分)

☐对我的工作毫无影响(0分)

二、最近你进行以下活动时,是否令你感到气促?

（请回答"是"或"否"）　　　　　　　　　　　　　　　　　　　　　　　是(1分)　　否(0分)

11.坐着或躺卧的时候　　　　　　　　　　　　　　　　　　　　　　　　☐　　　　☐

12.洗澡或更换衣服　　　　　　　　　　　　　　　　　　　　　　　　　☐　　　　☐

13. 在家中行走　　　　　　　　□　　　□

14. 在街上散步　　　　　　　　□　　　□

15. 走楼梯　　　　　　　　　　□　　　□

16. 爬坡　　　　　　　　　　　□　　　□

17. 体育活动或娱乐活动　　　　□　　　□

三、你最近几天咳嗽及气促的情况是：

（请回答"是"或"否"）　　　　　　　　　　　　　　　　是（1分）　否（0分）

18. 咳嗽令我觉得痛楚　　　　　□　　　□

19. 咳嗽令我觉得疲倦　　　　　□　　　□

20. 当我说话时便觉得气促　　　□　　　□

21. 当我弯腰时便觉得气促　　　□　　　□

22. 咳嗽及气促会影响我的睡眠　□　　　□

23. 我很容易觉得疲倦（如洗澡、做简单的家务后）　□　　　□

四、最近你的胸肺问题是否令你有以下感觉：

（请回答"是"或"否"）　　　　　　　　　　　　　　　　是（1分）　否（0分）

24. 咳嗽或气促令我在公共场合觉得尴尬　□　　　□

25. 我的病对我的家人、朋友或邻居造成不便　□　　　□

26. 当我气促时我便会有惊惶失措的感觉　□　　　□

27. 我不能控制我的病　　　　　□　　　□

28. 我的病是不会有所改善的　　□　　　□

29. 我的病令我觉得自己一无是处　□　　　□

30. 运动对我来说是不安全的　　□　　　□

31. 我无论做什么事情都会觉得力不从心　□　　　□

五、以下有一些关于药物的问题，如果你没有使用任何药物，请跳往第六题：

（请回答"是"或"否"）　　　　　　　　　　　　　　　　是（1分）　否（0分）

32. 药物对我的帮助不大　　　　□　　　□

33. 我在公共场合使用药物时感到尴尬　□　　　□

34. 我使用的药物对我有副作用　□　　　□

35. 我使用的药物对我的日常生活影响很大　□　　　□

六、你的呼吸状况是否影响你进行以下的活动：

（请回答"是"或"否"）　　　　　　　　　　　　　　　　是（1分）　否（0分）

36. 我需要花很长的时间梳洗或更换衣服　□　　　□

37. 我不能自己洗澡，或我需要花很长的时间才能做到　□　　　□

38. 我行动比其他人慢，或我在步行期间需要休息　□　　　□

39. 我需要花很长的时间做家务，或我需要在期间休息　□　　　□

40. 如果我要上一层楼梯，我要慢慢上或者停下休息　□　　　□

41. 如果我要赶路，我需要停下来休息或减慢速度　□　　　□

42. 我的呼吸情况令我做一些轻巧的运动有困难，如行走、爬山、晨间锻炼、拿东西上楼梯、跳舞、打太极拳或打保龄球等　□　　　□

43. 我的呼吸情况令我做一些运动有困难，如拿一些较重的东西、慢跑或走快一些（约每小时 5km）、打网球或游泳　□　　　□

44. 我的呼吸情况令我做下列运动有困难, 如重体力劳动、跑步、骑单车、快速游泳或参加运动比赛

☐   ☐

七、你的呼吸情况是否经常影响你以下的日常生活:

(请回答"是"或"否"。注意: 你选择"是"的话, 说明是由你的呼吸问题引起的。)   是(1分)   否(0分)

45. 我不能做运动或玩游戏   ☐   ☐

46. 我不能外出参加一些文娱活动   ☐   ☐

47. 我不能外出购物   ☐   ☐

48. 我不能做家务   ☐   ☐

49. 我不能自己离开睡床或离座椅太远   ☐   ☐

八、因为呼吸困难而阻止你去做的其他事情有(你不需要选择, 只是提示由于你呼吸困难可能影响你的方式):

散步或溜狗

做家务或园艺

性生活

去娱乐场所

在恶劣天气下外出或进入有烟味的房间

探访亲友或和小孩子玩耍等

50. 请描述由于呼吸困难可能阻止你做的任何其他重要活动:

_____

_____

_____

_____

_____

_____

_____

_____

_____

_____

_____

_____

_____

_____

_____

_____

51. 请你从以下选项中选择一项你认为最适合形容现在你的呼吸困难对你的影响:

☐ 它不能阻止我做我喜欢做的事情

☐ 它间或令我不能做我喜欢做的事情

☐ 它经常令我不能做我喜欢做的事情

☐ 它令我完全不能做我喜欢做的事情

(问卷已经完成, 多谢合作。)

二、欧洲五维健康量表

欧洲五维健康量表（EuroQol five-dimensional questionnaire，EQ-5D）的健康描述系统包括 5 个维度：行动能力（mobility）、自己照顾自己能力（self-care）、日常活动能力（usual activities）、疼痛或不舒服（pain/discomfort）和焦虑或抑郁（anxiety/depression）（见表 4-2）。每个维度又包含 3 个层次得分水平：没有任何困难（1 分）、有些困难（2 分）和有极度困难（3 分），5 个维度的理论总得分为 5～15 分。模拟视觉标尺法健康量表（Visual Analogue Scale，VAS）是一个长 20cm 的垂直的视觉刻度尺（见图 4-1）。顶端为 100 分，代表"心目中最好的健康状况"；底端为 0 分，代表"心目中最差的健康状况"。5 个维度总得分越低，而直观式健康量表得分越高，说明患者的生存质量越好。

表 4-2　欧洲五维健康量表（EQ-5D）

请在下列各组选项中，指出哪一项叙述最能描述你今天的健康状况，并在空格内打"√"。

- 行动能力

我可以四处走动，没有任何问题（1 分）　□

我行动有些不便（2 分）　□

我生病卧床（3 分）　□

- 自我照顾能力

我能照顾自己，没有任何问题（1 分）　□

我在洗澡和穿衣方面有些问题（2 分）　□

我无法自己洗澡或穿衣（3 分）　□

- 日常活动能力（如工作、读书、家务、家庭或休闲活动）

我能照顾自己，没有任何问题（1 分）　□

我在进行日常活动方面有些问题（2 分）　□

我无法进行日常活动（3 分）　□

- 疼痛/不舒服

我没有任何疼痛或不舒服（1 分）　□

我觉得中度疼痛或不舒服（2 分）　□

我觉得极度疼痛或不舒服（3 分）　□

- 焦虑/抑郁

我不觉得焦虑或抑郁（1 分）　□

我觉得中度焦虑或抑郁（2 分）　□

我觉得极度焦虑或抑郁（3 分）　□

心目中最好的
健康状况

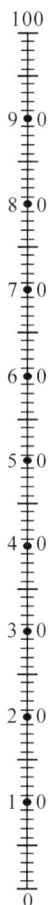

100

90

80

70

60

您今天的
健康状况

50

40

30

20

10

0

心目中最差的
健康状况

为了帮助您反映健康状况的好坏，我们画了一个刻度尺（有点像温度计），在这个刻度尺上，100代表您心目中最好的状况，0代表您心目中最差的状况。

请在右边的刻度尺上标出您今天的健康状况，然后从下面方格中画出一条线，连到刻度尺上最能代表您今天健康状况好坏的那一点。

图 4-1　模拟视觉标尺法健康量表

三、六维度健康调查简表

六维度健康调查简表（the Six-Dimensional Health State Short Form，SF-6D）是用于测量健康相关生命质量的工具（见表 4-3）。SF-6D 健康分类系统包括 6 个维度：躯体功能、角色限制、社会功能、疼痛、精神健康和活力。各维度有 4～6 个水平的答案，选择其中之一，6 个维度总得分为 6～31 分。SF-6D 涉及的健康维度更广，增加了社会功能和角色限制等维度，更多地关注于健康状况中不良影响的持续时间或对生活的影响程度的大小。

表 4-3　六维度健康调查简表(SF-6D)

维　度	评分标准	得分
• 躯体功能		
你的健康状况并不限制你剧烈的运动	1分	
你的健康状况限制你剧烈的运动	2分	
你的健康状况轻度限制你温和的运动	3分	
你的健康状况较严重地限制你温和的运动	4分	
你的健康状况轻度限制你的洗澡和穿衣打扮	5分	
你的健康状况较严重地限制你的洗澡和穿衣打扮	6分	
• 角色限制		
你的身体健康或情绪状况对你的工作或其他日常活动没有限制	1分	
你的身体健康或情绪状况对你有些工作或其他日常活动有限制	2分	
你的身体健康或情绪状况使你完成的工作或其他日常活动少于想要完成的量	3分	
你的身体健康或情绪状况对你有些工作或其他日常活动有限制,使你完成的工作或其他日常活动少于想要完成的量	4分	
• 社会功能		
你的健康状况并不限制你的社交活动的时间	1分	
你的健康状况稍有限制你的社交活动的时间	2分	
你的健康状况限制你的社交活动的时间	3分	
你的健康状况限制了你的社交活动的大部分时间	4分	
你的健康状况限制了你的社交活动的所有时间	5分	
• 疼痛		
没有疼痛	1分	
有点疼痛,但是不影响你的日常工作和家务活动	2分	
疼痛,轻度影响你的日常工作和家务活动	3分	
疼痛,中度影响你的日常工作和家务活动	4分	
疼痛,相当大地影响你的日常工作和家务活动	5分	
疼痛,极严重地影响你的日常工作和家务活动	6分	
• 精神健康		
没有感到紧张或情绪低落	1分	
少许时间,感到紧张或情绪低落	2分	
有些时间,感到紧张或情绪低落	3分	
多数时间,感到紧张或情绪低落	4分	
几乎所有时间,感到紧张或情绪低落	5分	

续表

维　　度	评分标准	得分
• 活力		
你所有时间都精力充沛分	1分	
你大部分时间精力充沛	2分	
你有时候有精力	3分	
你少数时间有精力	4分	
你几乎所有时间都感到没有精力	5分	

四、老年抑郁量表

老年抑郁量表(the Geriatric Depression Scale,GDS)由 Brink 等人于 1982 年创制,是专用于老年人的抑郁筛查表,评估患者对生活的感受、对未来及生命的看法(见表 4-4)。

(一)项目及评定标准

GDS 以 30 个条目反映了老年抑郁的核心症状,包括情绪低落,活动减少,易激惹,退缩,痛苦的想法,对过去、现在与将来的消极评价等。每个条目都是一句问话,要求受试者以"是"或"否"作答。

(二)结果判断

每个提示抑郁的回答得 1 分。问题 1,5,7,9,15,21,27,29,30 回答"否",其他问题回答"是"提示抑郁可能。Brink 建议按不同的研究目的(要求是灵敏度还是特异性)用 9～14 分作为存在抑郁的界限分。在最高分 30 分中得 0～10 分可视为正常范围,即无抑郁症;11～20 分提示轻度抑郁;21～30 分为中重度抑郁。该表可用于筛查老年抑郁症。社区老年居民评分≥15 分,提示老年抑郁可能,应转上级医院精神科做进一步检查。

(三)评定注意事项

抑郁是一种复杂的负性情绪体验,以主观的痛苦感为核心成分,表现在个体的情感、心境、认知、生理症状等多方面,如悲观、失败感、不满、社交退缩、犹豫不决、食欲下降、睡眠障碍、厌倦、敌意等。每个人都会有一些抑郁性的体验,但持续和严重的抑郁,就可能是一种精神障碍。抑郁与个体的人格特点有关,但很大程度上也受众多因素的影响,如家庭环境压抑、人际关系紧张、多次经历失败挫折等。

老年人的躯体主诉较多,如食欲下降、睡眠障碍等,在老年阶段均属于正常范围,但使用一般的抑郁量表可能因此误诊为抑郁症。故对于老年人,适用老年抑郁量表(GDS)进行评估。

表 4-4 老年抑郁量表(GDS)

| 姓名: | 性别: | 出生日期: | 职业: | 文化程度: |

选择最切合你一周来的感受的答案,在每个问题后答"是"或"否"的□内打"√"。

1. 你对你的生活基本满意吗? 是□(0分) 否□(1分)

2. 你是否丧失了很多你的兴趣和爱好? 是□(1分) 否□(0分)

3. 你感到生活空虚吗? 是□(1分) 否□(0分)

4. 你经常感到无聊吗? 是□(1分) 否□(0分)

5. 你对未来充满希望吗? 是□(0分) 否□(1分)

6. 你是否因为无法摆脱头脑中的想法而感到烦恼? 是□(1分) 否□(0分)

7. 你大部分时间精神抖擞吗? 是□(0分) 否□(1分)

8. 你是否觉得有什么不好的事情要发生而感到很害怕? 是□(1分) 否□(0分)

9. 你大部分时间觉得快乐吗? 是□(0分) 否□(1分)

10. 你经常感到无助吗? 是□(1分) 否□(0分)

11. 你是否经常感到不安宁或坐立不安? 是□(1分) 否□(0分)

12. 你是否宁愿待在家里而不愿去做一些新鲜事? 是□(1分) 否□(0分)

13. 你是否经常担心未来? 是□(1分) 否□(0分)

14. 你是否觉得你的记忆力有问题? 是□(1分) 否□(0分)

15. 你觉得现在活着很精彩吗? 是□(0分) 否□(1分)

16. 你是否经常感到垂头丧气、无精打采? 是□(1分) 否□(0分)

17. 你是否感到现在很没用? 是□(1分) 否□(0分)

18. 你是否为过去的事担心很多? 是□(1分) 否□(0分)

19. 你觉得生活很兴奋吗? 是□(1分) 否□(0分)

20. 你是否觉得学习新鲜事物很困难? 是□(1分) 否□(0分)

21. 你觉得精力充沛吗? 是□(0分) 否□(1分)

22. 你觉得你的现状是毫无希望吗? 是□(1分) 否□(0分)

23. 你是否觉得大部分人活得比你好? 是□(1分) 否□(0分)

24. 你是否经常把小事情弄得很糟糕? 是□(1分) 否□(0分)

25. 你是否经常有想哭的感觉? 是□(1分) 否□(0分)

26. 你对集中注意力有困难吗? 是□(1分) 否□(0分)

27. 你喜欢每天早晨起床的感觉吗? 是□(0分) 否□(1分)

28. 你是否宁愿待在家里而不愿参加社交活动? 是□(1分) 否□(0分)

29. 你做决定很容易吗? 是□(0分) 否□(1分)

30. 你的头脑还和以前一样清楚吗? 是□(0分) 否□(1分)

五、日常生活活动能力量表

我们可采用中国康复研究中心临床应用的日常生活活动能力(activities of daily living,ADL)量表(改良 Barthel 指数)来评估慢性阻塞性肺疾病患者康复前、后的日常生活活动能力状况(见表4-5)。评分标准:最高分 100 分。得分>60 分:良好,生活基本自理;得分 41~60 分:中度功能缺陷,日常生活需要帮助;得分 21~40 分:重度功能缺陷,日常生活明显依赖;得分≤20 分:极严重功能缺陷,日常生活完全依赖。

表 4-5　日常生活活动能力(ADL)量表(改良 Barthel 指数)

姓　名:　　　　　　性　别:　　　　　年　龄:　　　　　　诊　断:

项目	评分	标　准	评估日期		
大便	0 分 5 分 10 分	失禁或昏迷 偶有失禁(每周少于 1 次) 控制			
小便	0 分 5 分 10 分	失禁或昏迷或需由他人导尿 偶有失禁(每 24h 少于 1 次) 控制			
修饰	0 分 5 分	需要帮助 自理(洗脸、梳头、刷牙、剃须)			
用厕	0 分 5 分 10 分	依赖他人 需部分帮助 自理(去和离开厕所、使用厕纸、穿脱裤子)			
进食	0 分 5 分 10 分	较大或完全依赖 需部分帮助(切面包、抹黄油、夹菜、盛饭) 全面自理(能进食各种食物,但不包括取饭、做饭)			
转移	0 分 5 分 10 分 15 分	完全依赖他人,无坐位平衡 需大量帮助(1~2 人,身体帮助),能坐 需少量帮助(言语或身体帮助) 自理			
活动	0 分 5 分 10 分 15 分	不能步行 在轮椅上能独立行动 需 1 人帮助步行(言语或身体帮助) 独立步行(可使用辅助器,在家及附近)			
穿衣	0 分 5 分 10 分	依赖他人 需一半帮助 自理(自己系开纽扣、关开拉锁和穿脱鞋)			
上下楼梯	0 分 5 分 10 分	不能 需帮助(言语、身体、手杖帮助) 独立上下楼梯			
洗澡	0 分 5 分	依赖他人 自理(无指导能进出浴池并独立洗澡)			
总得分					
评估者					

六、社会支持评定量表

社会支持评定量表(Social Support Rating Scale,SSRS)是肖水源等心理卫生工作者在借鉴国外量表的基础上,根据我国的实际情况自行设计编制的。量表以社会支持与身心健康的关系为理论指导,根据被测者的社会支持情况,对形成被测者心理障碍的社会环境因素作出可能性推测。社会支持被看作是决定心理应激与健康关系的重要中介因素之一,目前大致可分为两类:一类是客观的、实际的或可见的支持,包括物质上的直接援助和社会网络;另一类是主观体验到的支持,是指个体感受到在社会中被尊重、被支持、被理解的情绪体验或满意程度。运用社会支持评定量表分别测定个体感受到的来自各种社会支持源(如家庭、朋友和其他人)的支持程度,同时以总分反映个体感受到的社会支持的程度,以此判断社会成员、社会网络的特点和有无支持上的不足,以便早期指导帮助患者,使之获得必要的社会支持;也可以采取有效的干预措施,包括直接动员和组织患者参加日常支持系统(如家庭、朋友、同事等),吸纳患者和病友带着共同的问题参加活动,以提高社会支持的水平。肖水源等认为,对社会支持的评定,有必要把对支持和利用的情况作为社会支持的第3个维度。该量表用于测量个体社会关系的3个维度,共10个条目,即客观支持(即患者所接受的实际支持)、主观支持(即患者所能体验到的或情感上的支持)和对支持的利用度(支持利用度是反映个体对各种社会支持的主动利用,包括倾诉方式、求助方式和参加活动的情况)3个分量表,总得分和各分量表得分越高,说明社会支持的程度越好。

评分方法:第1—4,8—10题,每题只选一项,选择(1)(2)(3)(4)项分别计1分、2分、3分、4分;第5题分A、B、C、D四项计总分,每项从无到全力支持分别计1~4分;第6,7题如回答"无任何来源"则计0分,如回答"下列来源"者,则有自己几个来源就计几分。社会支持评定量表分析方法:总分,即10题计分之和;客观支持分,第2,6,7题评分之和;主观支持分,第1,3,4,5题评分之和;对支持的利用度分,第8,9,10题评分之和。

表4-6 社会支持评定量表(SSRS)

姓　　　名:　　　　性　　别:　　　　年　　龄:　　　(岁)

文化程度:　　　　职　　业:　　　　婚姻状况:

住址或工作单位:

填表日期:　　年　　月　　日

(指导语:下面问题用于反映您在社会中所获得的支持,请按各个问题的具体要求,根据您的实际情况来回答。谢谢您的合作!)

1.您有多少关系密切、可以得到支持和帮助的朋友?(只选一项)

(1)一个也没有　　　　(2)1~2个　　　　(3)3~5个　　　　(4)6个或6个以上

2.近一年来您(只选一项):

(1)远离家人,且独居一室

(2)住处经常变动,多数时间和陌生人住在一起

(3)和同学、同事或朋友住在一起

(4)和家人住在一起

3.您与邻居(只选一项):

(1)相互之间从不关心,只是点头之交

(2)遇到困难可能稍微关心

(3)有些邻居很关心您

(4)大多数邻居很关心您

4.您与同事(只选一项):

(1)相互之间从不关心,只是点头之交

(2)遇到困难可能稍微关心

(3)有些同事很关心您

(4)大多数同事很关心您

5.从家庭成员得到的支持和照顾(在合适的框内打"√"):

无□　极少□　一般□　全力支持□

A.配偶(恋人)　　　B.父母　　　C.子女　　　D.兄弟姐妹　　　E.其他成员(如嫂子)

6.过去,在您遇到急难情况时,曾经得到的经济支持和解决实际问题的帮助的来源有:

(1)无任何来源

(2)下列来源(可选多项):

A.配偶(恋人)　B.其他家人　C.朋友　D.亲戚　E.同事　F.工作单位

G.党团、工会等官方或半官方组织　H.宗教、社会团体等非官方组织　I.其他(请列出):

7.过去,在您遇到急难情况时,曾经得到的安慰和关心的来源有:

(1)无任何来源

(2)下列来源(可选多项):

A.配偶(恋人)　B.其他家人　C.朋友　D.亲戚　E.同事　F.工作单位

G.党团、工会等官方或半官方组织　H.宗教、社会团体等非官方组织　I.其他(请列出):

8.您遇到烦恼时的倾诉方式(只选一项):

(1)从不向任何人诉述

(2)只向关系极为密切的1～2个人诉述

(3)如果朋友主动询问,您会说出来

(4)主动诉述自己的烦恼,以获得支持和理解

9.您遇到烦恼时的求助方式(只选一项):

(1)只靠自己,不接受别人帮助

(2)很少请求别人帮助

(3)有时请求别人帮助

(4)有困难时经常向家人、朋友、组织求助

10.对于团体(如党团、宗教、工会、学生会等)组织活动,您(只选一项):

(1)从不参加

(2)偶尔参加

(3)经常参加

(4)主动参加并积极活动

(诸葛毅)

第五章 慢性阻塞性肺疾病的社区康复

随着现代医学的发展,人们对健康和疾病的发生、发展以及转归等有了更多的认识。医护人员的职责不再局限于疾病的诊断和治疗,而是想方设法帮助慢性阻塞性肺疾病患者全面恢复身心健康。对于缓解期的慢性阻塞性肺疾病患者,通过康复医疗可以阻止或延缓疾病的进展,争取肺功能损害有所修复,尽可能地恢复可逆性损伤,逐步改善肺功能,提高患者的活动能力,防止病情反复,改善、稳定患者情绪,提高生活质量。

肺部功能的康复治疗是临床治疗的延续,是临床医学的有机组成部分。通过准确的诊断以及心理支持、宣传教育,提出因人而异的康复综合性方案,可以稳定甚至逆转疾病的病理生理改变,发挥患者最大的呼吸潜能。

康复治疗包括呼吸生理治疗、肌肉训练、营养支持、心理治疗和教育等多个方面。呼吸生理治疗包括帮助患者咳嗽,用力呼气以促进分泌物清除;使患者放松,进行缩唇呼吸及避免快速浅表呼吸,以帮助患者克服急性呼吸困难等。肌肉训练有全身性运动和呼吸肌锻炼,前者包括步行、登楼梯、骑自行车等,后者有腹式呼吸锻炼等。营养支持的要求是达到理想体重,同时避免摄入高碳水化合物和高热量食物,以免产生过多二氧化碳。

第一节 慢性阻塞性肺疾病的社区康复技术

一、慢性阻塞性肺疾病社区康复的目标和期望

成功的康复计划要求康复治疗团队和患者一起制订有一定难度而通过努力可以实现的目标。患者和康复治疗团队应坚信,通过康复训练一定会取得较好的疗效。只有这样,患者才会积极参加康复治疗。在康复计划结束时,患者病情应有所好转。康复计划的目标如下:

(1)缓解或控制慢性阻塞性肺疾病的急性症状及并发症,阻止或延缓肺部疾患的进展,充分利用残存的肺功能。

(2)增进胸腔活动,养成正常、轻松的呼吸方式。教育、引导患者形成有效的腹式呼吸方式。

(3)改善呼吸协调控制,减少呼吸时气管、肺泡塌陷,指导呼吸节律与日常活动相

协调。

（4）改善通气功能，增加肺活量，训练相关呼吸肌群，提高呼吸效率。

（5）帮助清除呼吸道分泌物。

（6）消除疾病遗留的心理阴影，改善情绪。

（7）教育患者要量力而行，尽可能做到日常生活自理，努力达到最大允许的活动量，逐步提高运动能力和活动的耐力，改善日常生活自理能力，减少住院次数。

很多呼吸困难的肺疾病患者参加康复训练，减轻呼吸困难是其康复治疗计划的主要目标。康复计划能帮助患者克服对呼吸困难的恐惧，恢复积极的生活态度。康复训练能使患者的力量和耐力得到很大的改善。患者在自身护理和家务活动中变得更积极、更独立，当他们能够完成这些活动后，即可以尝试到户外甚至到社会中去承担更积极、更独立的角色。他们将能参加自己喜欢的业余爱好或活动，如打保龄球、打高尔夫球、旅行、看戏等，或到餐厅进餐或做志愿工作，甚至部分患者能做兼职或全职工作。

二、慢性阻塞性肺疾病社区康复的设施

1. 场地配置

慢性阻塞性肺疾病的康复场所应安全、舒适、易接近，许多肺疾病患者不适于外出而仅限于在家中活动，故患者能方便使用健身设施十分重要。有条件的应设立康复病房，房间要求通风、清爽。停车场应设在康复病房附近，方便患者进出。

没有必要修建大型体育场馆，但应提供步行区（如较长的走道和户外训练设施）、上肢训练区（如曲臂、抗阻力练习）、放松训练用的垫子和一个放置各种呼吸康复设备的场所。有条件时，可配备日常生活活动训练场所，这对训练患者做家务非常实用，包括一间日常生活活动训练的厨房、卧室和贮藏室。

2. 设施配置

康复中心所需的设备和仪器有：①教室；②运动区设备；③运动测试设备；④日常生活活动训练设施；⑤氧疗及呼吸疗法设备。应配置供氧设备，包括可重复使用的便携式液体供氧系统。患者有呼吸困难或需要辅助呼吸，则须配备雾化吸入装置，并备有可供雾化吸入的支气管扩张剂，此外训练有素的医护人员也是必不可少的。有条件的社区医院最好配备救护车。所有设施要求无尘、无清洁剂和无油漆产生的化学性异味；同时，医护人员和患者应避免使用浓烈的香水。

住院患者康复治疗的优点在于比较深入细致，即使患者病情严重，也可接受细致的指导。门诊患者康复治疗是让患者在家中训练，要求患者具有独立性。患者是否需要住院，取决于是否需要 24 小时护理，以及社区医院的医疗条件。当患者病情恶化或者非常虚弱不能回家时，患者应住院康复治疗。当患者病情得到改善后，则可以出院转为门诊康复。

三、慢性阻塞性肺疾病社区康复治疗团队

慢性阻塞性肺疾病的康复项目训练对所需的医生、护士、康复师以及助理医务人员要求较高，他们应具备广泛的医学知识及其他相关知识。治疗小组的每一位成员应有明确

的分工,具有一项特别的技能,负责某一具体工作。专业医务人员如内科医生或呼吸科医生(治疗小组的医疗和生理学顾问)指导康复工作,制订康复计划;主管医生评估患者用药计划,判断患者是否有其他方面的健康问题妨碍康复治疗;呼吸科医生协调全组日常工作;护士协助训练患者,指导患者自我用药;康复治疗师教授胸部物理疗法、呼吸系统常用药物的自我管理、氧气疗法,还负责家庭供氧和呼吸设备问题的咨询。

四、慢性阻塞性肺疾病社区康复的综合管理

1. 签订协议

慢性阻塞性肺疾病的康复治疗是一种独特的治疗方式,它需要患者及其家庭参与到整个治疗过程中。在多数情况下,慢性阻塞性肺疾病的康复治疗对患者来说可能是一个终身的过程,故治疗团队与患者需要签订一个描述治疗原则和要求的协议。患者有知情同意权,治疗团队需要向患者介绍相关康复知识,协议须得到患者认可。患者的签名是其进行康复治疗的第一步。协议的内容涉及康复治疗的计划、患者应承担的义务。此外,协议应有一个诸如"肺病康复治疗协议"的标题,以公文形式印刷在纸上,文件上应有患者和治疗团队所有人员的签名。

2. 根据患者病情变化调整康复治疗方案

进行康复治疗的慢性肺病患者的病情通常是稳定的,但有时可能突然发生变化。许多慢性阻塞性肺疾病患者因病情恶化而需要住院治疗,进行康复治疗的患者也同样会出现病情变化。在康复治疗过程中要严密观察患者的症状和体征,根据需要及时调整康复治疗方案,并进行相应的治疗。治疗团队中应有一名医生,且熟悉和了解患者身体各方面情况,当患者的身体和情感状态发生变化时,能采取相应的治疗措施。

3. 医患互动

康复治疗团队与患者应积极交流,交流的范围是多方面的,如康复目标、评估进度、认识问题、决定治疗方向等。患者有知情权,有权利、有机会对治疗方案发表意见,家属应理解并参与康复计划的讨论、制订和执行。社区医院的管理者和参与康复工作的其他专业人员应熟悉社区康复工作。

五、康复措施

控制呼吸技术(呼吸训练)和排痰训练是慢性阻塞性肺疾病患者两种主要的康复手段。慢性阻塞性肺疾病在急性症状控制后,肺功能仍呈进行性下降,其下降速度大于因正常增龄衰老因素而引起的肺功能下降速度。由于自身防御和免疫功能的降低以及外界各种有害因素的影响,疾病经常反复发作,而逐渐引起各种心肺并发症。慢性阻塞性肺疾病稳定期患者在医生指导下进行切合自身实际情况的呼吸功能锻炼,有利于预防急性发作,改善日常活动能力,恢复受损的心肺功能,防止或减缓心肺功能的继续减退,预防或减轻慢性缺氧和二氧化碳潴留所引起的各种并发症。呼吸训练可能延长慢性阻塞性肺疾病患者的生存时间,还能部分恢复患者肺功能和改善生活质量。

通过各种呼吸训练,患者可重建正常的呼吸模式,增强呼吸肌功能,改善肺通气,减轻

呼吸困难,提高肺功能,增加运动耐力,并减轻焦虑、恐惧情绪。在常规采取上述措施前,慢性阻塞性肺疾病患者必须接受反复、详细的指导。控制呼吸技术(呼吸训练)包括缩唇呼吸的控制呼吸技术及前倾姿势和横膈呼吸运动,有助于减轻呼吸困难并提高呼吸肌效率。排痰训练包括体位引流、胸部叩击、振动、直接咳嗽和用力呼气技术,有助于清除呼吸道分泌物。此外,慢性阻塞性肺疾病患者家属应积极参与,并掌握一定的技能,尤其是胸部叩击技术,这是十分重要的。

(一)控制呼吸技术(呼吸训练)

控制呼吸技术的目标:①恢复横膈的正常位置和功能;②通过减低病变部位小气道在呼气时过早闭合和提高每一呼吸周期的效率,以减低呼吸频率;③减少呼吸能耗;④减轻呼吸困难及患者焦虑情绪。

1. 腹式呼吸训练(横膈呼吸法)

腹式呼吸训练是强调膈肌运动为主的训练方法。它可以改善异常呼吸模式,有效减少辅助呼吸肌的参与,从而达到提高呼吸效率,降低呼吸能耗的目的。

一般而言,慢性阻塞性肺疾病患者习惯于胸式呼吸,但胸式呼吸的效率低下,在活动后,患者易出现呼吸困难。因此,患者学会腹式呼吸十分重要。腹式呼吸是一种低耗高效的呼吸模式,能使横膈的活动增多,胸锁乳突肌等辅助呼吸肌的活动减少,从而使潮气量、呼吸效率、动脉氧分压上升,而呼吸频率、每分钟通气量(minute ventilation volume,VE)降低。

腹式呼吸训练的操作方法与步骤如下:

(1)一般方法:患者仰卧位或坐位(前倾倚靠位),全身放松,一只手放于腹部,另一只手放于胸部,经鼻缓慢深吸气,隆起腹部,使放在腹壁上的手感到腹部在运动,而放在胸上的手使胸廓运动保持最小。缩唇将气缓慢吹出,同时收缩腹肌,促使横膈上抬,手下压腹腔,通过经口缩唇缓慢呼出气体。吸气与呼气的时间比约为1∶2,患者刚开始练习时,一次练习1~2min,逐渐增加至每次10~15min,每日锻炼2次,持续6~8周。

(2)抬臀呼气法:患者取仰卧位,两足置于床架上,呼气时抬高臀部,利用腹内脏器的重量将膈肌向胸腔推压,迫使横膈上抬;吸气时还原,以增加潮气量。

(3)吹蜡烛法:患者取坐位,蜡烛的火苗与口同高,然后缩嘴用腹式呼吸的方法吹火苗,以火焰倾斜而不熄灭为宜。

2. 抗阻呼气训练

抗阻呼气训练是一种在呼气时施加阻力的呼吸训练方法。适当增加气道阻力,可减轻或防止病变部位小气道在呼气时过早闭合,从而达到改善通气和换气、减少肺内残气量的目的。

(1)缩唇呼吸:也称吹口哨呼吸法。患者先闭嘴以鼻吸气数秒,呼气时将嘴缩紧向前突出,如吹口哨样,缓慢呼气,同时放松腹部,一般吸气2s,在4~6s内将气体缓慢呼出,吸气与呼气时间比为1∶(2~3),呼吸频率<20次/min。呼气时由于软腭自动抬高完全堵塞鼻咽腔入口,因此无气流通过鼻腔。呼气时缩唇大小由患者自行选择调整,不要过大或过小。通常部分呼吸困难的患者采用此法可改善气促。在大多数情况下,患者掌握腹式

呼吸后,可不再使用缩唇呼吸方式进行训练。

广泛的气道狭窄会导致呼吸肌极度紧张,且肺弹性回缩力的丧失,造成慢性阻塞性肺疾病患者运动及休息时,在呼气过程中常发生气道塌陷。缩唇呼吸增加了呼气时气道内压力,可防止气道陷闭,有利于肺泡气的排出,改善通气/血流比例失调,可立即减轻呼吸困难。呼吸频率降低,潮气容积增大,死腔重复呼吸减少,呼吸效率提高。功能残气量减少,从而减少功能残气量对吸入的新鲜气体的稀释,增加肺泡氧分压和降低肺泡二氧化碳分压,从而改善气体交换。

(2)腹肌抗阻训练:嘱患者取屈膝仰卧位,将沙袋放于上腹部进行挺腹训练,腹部随吸气缓缓隆起,缩唇缓慢呼出气体使腹部下陷。训练初始沙袋重量为 1kg,以后每周增加 0.5kg,逐渐加大沙袋重量达 4kg 为止。腹肌抗阻训练时间每次至少 5min,每天上午、下午各进行 1 次。呼吸肌抗阻训练时及训练前后均给予双鼻氧管吸氧 1h,吸氧流量为 1~2L/min,氧浓度为 20%~29%。第 1 周缩唇腹式呼吸训练由康复护士指导,并要求患者掌握。第 2 周仍由康复护士指导缩唇腹式呼吸训练,之后再行腹肌抗阻训练。第 3 周开始患者自主训练,训练时间为 8 周。自主训练时每天记录训练时间及抗阻重量曲线图。对照组在康复护士指导下采用单纯的缩唇腹式呼吸训练 1 周,第 2 周开始患者自主训练,训练时间为 8 周。呼吸训练前及 8 周后均进行肺功能检测、血气分析和呼吸肌生理学指标检测。

3. 胸式深呼吸训练

胸式深呼吸训练的目的是增加肺容量,使胸腔充分扩张。训练时,患者处于放松体位,然后经鼻深吸一口气,在吸气末,憋住气保持几秒,以便有足够的时间进行气体交换,并使部分塌陷的肺泡有机会重新扩张;然后经口腔将气体缓慢呼出,可以配合缩唇呼吸技术使气体充分排出。在该过程中患者应避免过度耸肩。主动深快呼吸要求患者维持较高水平的每分钟通气量,每次 10~15min,每日 2 次。这种较长时间的深快呼吸可为膈肌和其他吸气肌提供低张力及高水平的重复活动。

4. 局部呼吸训练

局部呼吸训练是针对肺的某些区域可能出现的换气不足,对肺部特定区域进行的扩张训练。治疗师把手放于患者需加强呼吸训练的部位,嘱患者深呼吸,吸气时治疗师在患者胸部局部施加压力。

5. 呼吸肌训练

呼吸肌训练可以增强呼吸肌的肌力和耐力,改善呼吸肌功能,缓解呼吸困难症状。

(1)增强吸气肌练习:通过简单的吸气阻力装置进行训练。抗阻呼吸装置(具有不同粗细直径的内管)在吸气时产生阻力,呼气时没有阻力。患者吸气时,吸气孔逐渐变小,旨在增加吸气肌负荷。呼吸频率 10~20 次/min,开始时练习 3~5min,每日 3~5 次,以后练习时间可增加至 20~30min,以增加吸气肌耐力。这种训练的呼吸频率通常保持在每分钟 10~20 次。

此外,也可应用吸气阈值负荷装置,通过调节弹簧紧张度来改变阈值压,在达到一定的口腔压力后才开始吸气。使用吸气阈值负荷装置和适当的小吸气孔进行负荷呼吸均可提高呼吸肌的耐力及肌力。

（2）增强腹肌练习：患者取仰卧位，沙袋放置于腹部，做挺腹练习。开始时 1.5～2.5kg，以后可逐步增至 5～10kg，每次练习 5min；此外，也可取仰卧位反复进行双下肢向胸部的屈髋屈膝动作，两膝尽量贴近胸壁练习，以增强腹肌肌力。

6. 其他呼吸运动训练方法

有针对性的呼吸运动训练对呼吸器官的作用最强。完整的呼吸运动包括肋骨和膈肌的运动。膈式呼吸运动主要是下肺膨胀与收缩，右侧中叶肺次之，上叶肺只有部分活动。胸式呼吸主要是上叶肺参与呼吸。深呼吸时，右侧中叶肺活动度大。平静呼吸时，1/2 的肺通气量依靠膈肌活动；深呼吸时，1/3 的肺通气量依靠膈肌活动。平静呼吸时，活动最大的胸廓部分在后外侧；而深呼吸时，前胸和侧胸部活动度最大。为改善上叶肺的换气量，患者最好采取低式坐位的呼吸运动。在此情况下，膈肌活动受到限制，而胸廓特别是上部胸廓的活动范围增大。进行这种呼吸运动时，不应配合上肢的活动，因后者易使肩带肌肉紧张，反而会限制上部胸廓的活动。

为加强下部肺的换气量，患者可采取站位的呼吸运动。患者在吸气时，配合仰头、扩胸、两臂上举和展腰等运动；呼气时，配合低头、含胸、两臂下放、上身前倾、前抬腿等运动。

（1）自然呼吸：①患者两手放在腿上，全身放松，两手缓缓抬起与肩平；②挺腰，吸气，两手徐徐放下，放松，呼气。

（2）挤胸呼气：①患者取坐位，两臂屈曲交叉，两肘贴于胸前，呼气时低头松腰，两臂挤压下胸；②先经鼻吸气，吸气时缓慢挺腰，回到准备姿势。重复 6～8 次，休息片刻，再进行下一组动作。

（3）压腹呼吸：①患者两手叉于腹部，拇指向后，呼气时弯腰低头，两肘向前移，两手按压腹部；②还原时吸气。

（4）侧弯运动：①患者双手叉腰，拇指向后，向左弯腰，左臂下伸，右肩上抬，呼气；②还原时吸气，再以同法向右弯腰。

（5）转体运动：①患者两手叉腰，拇指向后，向左转体，右手向左推出，呼气；②还原时吸气，再以同法向右转体。

（6）转体弯腰：①患者坐在凳子前缘，两腿伸直分开，两手侧举，手心向上，挺胸吸气弯腰转体，右手伸向左足，呼气；②还原，再以同法做另一侧动作。

（7）抱膝呼吸：①患者两臂半屈，抬起与肩平，稍挺腰，呼气时左腿屈曲，两手抱小腿，使膝贴近胸部；②还原时吸气，再以同法做右腿动作。

（8）折体呼吸：①患者两臂半屈，抬起与肩平，稍挺胸，呼气时弯腰至胸部贴近大腿，两手环抱大腿；②吸气时缓缓恢复到准备姿势。

（9）抬腿运动：①患者坐在凳子前缘，两膝伸直，体稍后仰，左腿伸直尽量抬高；②呼气时放下，再以同法做右侧动作。

（10）挥臂呼吸：①患者两手在腹前交叉，腰部放松，两手上举至头顶，抬头看手，吸气；②两臂分开经两侧放回腹前，呼气。

（11）体侧屈呼吸：①患者取坐位，两臂自然下垂于体侧；②首先上体向右侧屈，右臂下垂,左臂屈曲上提同时呼气,然后上体摆正,还原成准备姿势同时吸气。呼气时用小口吹气,左右交替各 4～6 次。

（12）站桩呼吸:①患者取三圆站式,两腿自然站立与肩同宽,两脚尖稍内收,站成半圆形(第一圆);②两臂在胸前呈抱树状或圆形(第二圆);③两手相对,手指呈半握拳状(第三圆),头与上体自然正直,含胸拔背状;④先经鼻吸气,腹部徐徐鼓起,后经口呼气,同时渐渐收腹。呼吸要缓慢、细长、均匀。大脑入静,排除杂念。练习 3～5min。

7. 注意事项

（1）训练时环境保持安静,避免患者受到过多干扰。

（2）让患者穿宽松的衣物,采取舒适放松的体位。

（3）避免憋气和过分减慢呼吸频率,以免诱发呼吸性酸中毒。

（4）肺部疾病的康复治疗原则是持之以恒、循序渐进、因人而异。

（5）量力而行,逐步增加运动量,以不引起明显疲劳感为度,否则可能诱发或加重肺部疾病。

（6）除呼吸训练外,患者还可以进行其他适量的有氧体力训练,如散步、登台阶、打太极拳等,以增强体质,减少疾病发作次数及减轻发作程度。另外,患者还要注意在营养、心理状态和生活习惯(如戒烟)等方面作出相应的调整。

8. 禁忌证

禁忌证有:临床病情不稳定,感染未控制,呼吸衰竭,训练时可导致病情恶化的其他临床情况,严重的认知缺陷及影响记忆和依从性的精神疾病。

（二）胸部物理治疗（排痰训练）

胸部物理治疗(排痰训练)是通过体位引流,胸部叩击、振动及咳嗽训练促进患者肺部痰液排出的方法,目的是促进呼吸道分泌物排出,减少气流阻力,减少支气管、肺部感染。慢性阻塞性肺疾病患者如伴有黏液堵塞引起的肺不张,应常规使用胸部物理治疗。

1. 体位引流

不同的病变部位应采用不同的引流体位,利用重力促使各个肺段内积聚的分泌物排出,清除肺叶或肺段的黏液。引流体位应处于病变肺段的高位,引流支气管开口向下,使病变部位痰液向主支气管引流。引流频率视分泌物多少而定,痰量少者,每天上、下午各引流一次。每次引流一个部位,时间 5～10min。如有数个部位,则总时间不超过 30～45min,以免患者疲劳。

肺中叶部位排痰的体位:患者右侧身体呈 45°角抬起,下方摆放一枕头支撑,床由水平面抬起约 35cm;双侧肺下叶部位排痰的体位:患者取右侧卧位,骨盆处放一枕头支撑,床由水平面抬起约 46cm。

2. 胸部叩击、振动

胸部叩击、振动有助于黏稠、脓性痰脱离支气管壁。方法:治疗者手指并拢,掌心呈杯状,运用腕关节在引流部位胸壁上振动,双手轮流轻叩 30～45s。患者可自由呼吸,连续 3～5 次。叩击拍打后用双手交叉重叠按在患者胸壁部并加压,此时嘱患者做深呼吸、有效咳嗽,以促使分泌物排出,时间 1～5min。

3. 咳嗽训练

深吸气以达到必要的吸气容量,短暂屏住呼吸以使气体在肺内得到最大分布;关闭声门以进一步增加气道中的压力,增加腹内压以进一步增加胸内压;然后声门突然打开,腹肌收缩,张口连续咳嗽 2～3 次。中途不换气,形成由肺内冲出的高速气流,促使分泌物移动,并随咳嗽排出体外。反复 2～3 次,休息几分钟后可再次开始。

4. 其他胸部物理治疗

如超声雾化治疗、超短波治疗等有助于消炎、解痉,有利于排痰、保护黏膜和纤毛功能。超声雾化治疗每次 20～30min,每日 1 次,7～10 次为 1 个疗程。超短波治疗应用无热量或微热量剂量,每日 1 次,15～20 次为 1 个疗程。

5. 呼气正压技术

呼气正压装置由一个面罩或一个口罩(包括一个夹鼻器)及伴随的单向活瓣组成。有一个压力计可显示实际的正压(由呼气阻力产生),一般 10～30cmH$_2$O 较合适。这类技术一般采用 5～15 次呼吸,如有必要接着采用用力呼气技术和自发咳嗽。10～30min 可重复治疗。一般在患者取坐位时使用。

6. 高频胸壁振动

高频胸壁振动(high frequency chest wall oscillation,HFCWO)治疗系统由两部分组成:一件无伸展性且膨胀后合身的充气夹克背心与一个产生可调节的脉冲气体发生器,两者通过两根管连接,使气体高频率交替地出入背心,从而在患者胸壁上直接产生振动作用。尽量在呼气相产生振动,若在吸气相产生振动,将会导致松动的痰液流向远端气道,从而妨碍分泌物排出。高频胸壁振动可能适于患者在家中进行治疗,并对痰液清除有一定帮助,但该仪器价格较贵。

7. 注意事项

(1)排痰训练可明显提高患者的代谢率,氧耗量及 CO$_2$ 产量平均高于睡眠时的 40%,这种效果可持续 45min,由于心率及心率收缩压乘积(代表心肌氧耗量)增加,因而胸部体疗引起代谢及血流动力学增加,对于有潜在的严重心血管疾病的慢性阻塞性肺疾病患者,这可能是危险的。对于这些患者,有必要进行心电图和血流动力学监测,在进行此疗法期间和之后 30min 到 1h 应吸入较高浓度的氧。

(2)通过斜板或倾斜床可方便引流体位摆放,患者也可用枕头在床上、地板上创造很多舒适的引流体位。体位引流前 10～20min 可吸入支气管扩张剂以利于分泌物流动。气管切开后的患者丧失上呼吸道湿润空气的功能,此时吸入湿化的空气是有益的。通过仔细听诊胸部干湿啰音、哮鸣音或呼吸音减弱以及胸部 X 线片检查来决定需要引流的肺区。患者尽早获知引流体位十分重要。在体位引流后,应使用自主控制性咳嗽或用力呼气技术以清除流到大气道的分泌物,咳嗽无论是自主控制性的,还是反射性的,都是排出大气道内过多黏液的有效方法。

(3)胸部叩击和胸壁振动治疗前必须保证患者具备良好的咳嗽能力,或者在叩击后进行体位引流,以免痰液进入更深的部位而难以排出。

8. 禁忌证

禁忌证有:临床病情不稳定,呼吸衰竭,训练时可导致病情恶化的其他临床情况,严重的认知缺陷等。

(三)运动训练

运动训练是肺康复治疗的重要组成部分,包括骨骼肌的主动训练和被动训练。慢性阻塞性肺疾病患者的活动能力和运动耐力逐渐下降的原因主要是骨骼肌消耗引起肌肉功能失调及心肺功能下降。通过训练,可以提高肌肉细胞的有氧和无氧代谢水平,增大肌红蛋白,增加肌容积,提高毛细血管密度和线粒体密度,增强氧化酶功能,从而改善心肺系功能,显著提高慢性阻塞性肺疾病患者的最大摄氧量,改善呼吸困难症状。

1. 主动训练

主动训练包括上肢、下肢及全身功能训练,具体方法包括握手、举重物、扔球、翻身、更换卧位、步行。

(1)下肢训练:下肢训练可明显增加慢性阻塞性肺疾病患者的活动耐力,减轻呼吸困难症状,改善精神状态。通常采用有氧训练方法,如加快走、划船、骑车、登山等。

训练频率可从每天 1 次至每周 2 次不等,达到靶强度的时间为 10~45min。一个训练计划所持续的时间通常为 4~10 周,为保持训练效果,患者应在家继续训练。

一次运动训练宜分为准备活动、训练活动和结束活动三部分进行。准备活动及结束活动以缓慢散步或体操为宜,时间为 5~10min。

(2)上肢训练:上肢肩带部很多肌群既为上肢活动肌,又为辅助呼吸肌群。慢性阻塞性肺疾病患者在上肢活动时,由于这些肌群减少了对胸廓的辅助活动而易引起气短气促,从而对上肢活动不能耐受。为增加患者对上肢活动的耐受性,慢性阻塞性肺疾病患者的康复治疗应包括上肢训练。

上肢训练包括高于肩部的提重物训练及体操棒训练、高过头部的上肢套圈训练、手摇车训练。如提重物训练:患者手持重物(0.5~3.0kg),做高于肩部的各个方向活动,每活动 1~2min,休息 2~3min,每日 2 次,以出现轻微的呼吸急促及上臂疲劳为度。

2. 被动训练

对于感染已控制的慢性阻塞性肺疾病急性加重期患者,可借助理疗推拿、按摩、针灸及神经肌肉电刺激等方法,促使患者早日康复。骨骼肌被动训练应注意循序渐进,休息与运动间歇进行。

第二节　慢性阻塞性肺疾病的社区康复评价

肺康复治疗简明的定义为"通过准确的诊断、治疗、心理支持和宣传教育,提出因人而异的综合计划以及生理、病理、心理上恢复或逆转肺疾病,并最大限度地提高患者的功能水平和总的生活质量"。这提示对康复治疗效果的评价有着一定的难度。

药物治疗的评价和康复治疗的评价是有区别的。对于前者,药物的使用方式、频率及剂量都已事先决定,医生只需评价药物的有效性。而康复治疗需要专业的人员和设备,且具有相似静息肺功能水平的不同患者,其运动能力可能有显著差别,此外疾病对患者生活质量损害的总效果也深受患者的社会心理因素的影响。因此,进行康复研究是有一定困难的。

另外,个体间的差异并不是影响研究的唯一因素,病情的间断恶化产生的个体内差异同样具有显著的影响。因此,康复治疗计划因人而异,这使得在标准状态下评定康复计划异常困难。而治疗者与患者的关系对治疗结果亦有明显的影响。

如果康复计划是有效的,就需要评价有效期。短期观察如 6 周不能反映全部情况,建议观察 3 个月或半年时间。

一、静息肺功能评价

大多数研究显示,康复治疗会引起肺功能的少许变化。连续的全面评价有助于了解病情变化,亦可作为分析结果的变量。

二、运动评价

评价肺康复的方法很多,运动评价有简单的方法,亦有复杂的方法,如极量运动试验、亚极量运动试验、定时行走试验等。

1. 极量运动试验

渐进递增运动量进行运动试验可直接(用气体交换系统确定最大摄氧量)或间接地根据平板或功率自行车的功率输出,客观地测定患者的运动能力。短期方案可使用 1min 递增负荷,根据病情给出合适功率,使总的试验时间约有 12min。尽管病情较轻的慢性阻塞性肺疾病患者功率可较高,但功率递增量一般男性为 10W,女性为 6W。对于慢性阻塞性肺疾病患者的活动平板方案,常用 3km/h 的速度及每分钟 25% 的递增是可行的,患者能很好耐受。每位患者的方案应标准化,渐进递增型运动试验可提供康复带来生理变化的一些资料,如无氧阈、呼吸困难指数(每分钟最大通气量与最大通气量之比)。无氧阈水平的判断应根据二氧化碳排出量/氧摄取量关系(VCO_2/VO_2)之斜率作出。尽管在病重的患者中无氧阈不易测得,但它仍是监测心血管适应性变化的有效指标,尤其在渐进递增型运动终点不确定时。

在渐进递增型运动中采用心理生理方法即呼吸困难(用 Borg 分级)进行评价是可行的,并可重复。采用这种方法取得的资料与其他资料一样也需处理及进行统计学分析。患者运动耐力的提高对患者来说达到了治疗目的。

2. 亚极量运动试验

除极量运动试验外,亚极量运动试验亦是评定康复治疗对耐力影响的有效方法。很多研究显示,在康复治疗后,处于 $50\% \sim 60\%$ VO_{2max} 的稳定状态运动的耐力时间有改善。平板和功率自行车均可使用,各有优缺点。平板最主要的优点是患者熟悉这种运动形式,而功率自行车的主要优点是容易确定运动量。耐力时间的改善可能较预计的最大运动水平改善的幅度还要大。稳定状态的亚极量运动为患者肺部气体交换的测定提供了可能。

也有研究显示,在运动耐力改善时,气体交换并无改变,且受检测设备的限制。

3. 定时行走试验

定时行走试验常用于康复治疗后的运动能力测试,尤其是在条件有限时,更是一项可行的方法。其优点是简便,无需设备(在走廊里就可进行)。对于中度到重度患者,6min步行试验较 12min 步行试验更为合适。这个试验的缺点是患者及测试者易受主观因素的影响。当设施受限时,定时行走试验仍是一种可选择的简单的评定患者运动能力的方法。6min 步行试验可有效地反映肺康复治疗前后的运动能力变化。

4. 康复治疗对呼吸肌功能的影响

呼吸肌有规律的休息可以减轻内在的肌肉疲劳。尽管呼吸肌训练有益处,但是效果难以令人满意,这可能与多种因素有关,如患者的选择、呼吸肌训练的特殊方法等。各种康复治疗都有训练呼吸肌的作用,故有必要进行呼吸肌功能的简单测定,如最大吸气压测定。一般常规评定呼吸肌功能无需复杂的、侵入性的检查。在这种情况下,对呼吸肌力量及耐力进行测定的同时,要测定总的运动耐力。经过康复训练 10 周,呼吸肌功能及 12min 步行试验均显著改善,可以认为呼吸肌的训练有着特别的意义。但是,目前对呼吸肌训练的研究还不够充分。

5. 康复治疗对骨骼肌功能的影响

长期运动可促进呼吸循环系统及周围肌肉适应,引起肌纤维肥大,线粒体增多,毛细血管容积增加,从而增强周围氧摄取。同时,血液从不活动的肌肉转移至运动的肌肉,运动能力增强。在最大运动水平时,慢性阻塞性肺疾病患者腿部不舒服的强度较正常人在同等运动水平平均高 2 倍,且易出现肌肉疲劳。呼吸困难是限制运动的主要因素,而周围肌肉的疲劳亦不可忽视,可以使肌肉功能受限加重。但长期不活动更易形成恶性循环,使患者在运动时的不适感加强。有气流限制组的患者较之正常对照组,周围骨骼肌力量明显低下,而肺康复训练后骨骼肌状态好转,对运动耐力的改善有一定意义。

三、康复效果评价

1. 生存期

有许多证据表明,通过早期诊断、早期治疗、采用综合性治疗措施可以延长患者的生存时间。认识运动期间氧的不饱和状态并适当供氧,改善营养状态,禁止吸烟,对改善预后均有明显影响。在慢性阻塞性肺疾病早期,康复训练可以改变患者久坐的生活习惯,以降低缺血性心脏疾病的发生风险,延长生存时间,提高 5 年生存率。

2. 康复治疗对生活质量的影响

利用测定生活质量的工具可监测肺康复的效果。生活质量包括:①心理情感状态;②社会角色状态;③日常生活能力;④参与文娱活动的能力。使用测定量表量化评定心理因素对慢性阻塞性肺疾病的影响,评定治疗是否有效,评价慢性阻塞性肺疾病患者在康复治疗后生活质量的改善。在评定康复治疗效果的许多研究中,考虑特殊的心理及生活质量相关因素对治疗的反应,可分别统计分析患者治疗后的症状得分、日常生活能力得分、心理因素(如情绪)得分和总的自我感觉的评分有无显著改善。

有一项对实施综合性康复计划的慢性阻塞性肺疾病患者的长期跟踪研究,结果提示患者生活质量明显改善,运动训练之后心理状态亦有改善,且患者生活质量改善与心理状态改善的效果在康复治疗计划完成数年后仍可测到。

综合性康复计划结束后数年通常仍存在长期效应,如症状减轻、活动能力增加及自信心增强。

3. 成本效益分析

对肺康复治疗的效果及其存在的问题进行综合评价,可选择多种评价方法进行成本效益分析。慢性阻塞性肺疾病患者在实施综合性康复计划后,住院次数减少,疾病进展减慢,医疗费用减低,再就业机会增多。在对康复治疗进行总体评估时,医疗费用的分析应包含在内,在制订计划时就应加以考虑。综合性康复计划能减少慢性阻塞性肺疾病治疗的总体费用,原因可能是肺康复训练后住院次数和天数减少。肺康复治疗对慢性阻塞性肺疾病患者有较高疗效,且长期综合性肺康复训练能节省医疗费用。

4. 康复治疗失败的原因

分析康复治疗失败(即不能达到预期目标)的原因十分重要,如缺乏这种分析,则治疗的总效果及其在临床上的适用性难以确定。影响治疗的因素很多,如动机、残疾程度、疾病的恶化、社会经济因素、工作强度、活动程度等。在社区康复治疗中,患者的依从性问题较为突出,慢性患者的依从性较低,当治疗涉及生活方式改变及运动时,情况尤为突出。

（王小同）

第六章　慢性阻塞性肺疾病的预防

慢性阻塞性肺疾病的预防是以慢性阻塞性肺疾病的易感人群为对象,以健康为目标,以消除影响健康的危险因素为主要内容,以促进健康、保护健康、恢复健康为目的的公共卫生策略与措施。慢性阻塞性肺疾病的病程长、病情反复,且经济负担重。在全球范围内,中度至重度慢性阻塞性肺疾病导致的全因死亡人数约占5%,因此其预防工作十分重要。

慢性阻塞性肺疾病的预防应作为社区医疗工作的重点,需要深入探讨社区有效预防的问题。

慢性阻塞性肺疾病的预防是根据目前对疾病病因的认识、机体的调节功能和代偿状况以及对疾病自然史的了解来进行的。

根据疾病自然史的不同阶段采取相应的措施来阻止疾病的发生、发展或恶化,即疾病的三级预防措施。

一级预防(primary prevention),又称病因预防或初级预防,主要是针对致病因素(或危险因素)采取的措施,也是预防疾病发生和消灭疾病的根本措施。慢性阻塞性肺疾病最常见的诱因是吸烟,其他因素包括生物燃料烟雾、粉尘等职业暴露及既往结核病史等,排除这些危险因素是预防和控制慢性阻塞性肺疾病的最重要措施。一级预防是最重要、最积极的防残措施,但需要全社会和每个人的充分合作。

二级预防(secondary prevention),又称"三早"预防,即早发现、早诊断、早治疗。在慢性阻塞性肺疾病的发病初期,采取阻止病程进展、减缓发展的有效措施,在疾病的形成和发展过程中限制(或逆转)由疾病所造成的脏器功能障碍,即防止残损发展为残疾。

三级预防(tertiary prevention),又称临床预防,主要为对症治疗,防止慢性阻塞性肺疾病的病情恶化,以及急性发作,同时预防并发症和脏器功能障碍。积极的康复训练能防止残疾向残障转变,保存患者创造经济价值和社会劳动价值的能力。通过康复治疗,已丧失劳动力者或残废者可部分恢复劳动力,从而达到病而不残或残而不废的目的。

第一节　慢性阻塞性肺疾病的一级预防

一级预防,亦称病因预防或初级预防,是在疾病尚未发生时针对致病因素(或危险因素)采取的措施,也是预防疾病和消灭疾病的根本措施。呼吸系统与体外环境沟通,成人在静息状态下,每天约有 10000L 的气体进出于呼吸道。肺具有广泛的呼吸面积,成人的总呼吸面积约有 $100m^2$(3.0 亿～7.5 亿个肺泡)。在呼吸过程中,外界环境中的有机或无机粉尘,包括各种微生物、蛋白变应原、有害气体等,皆有可能进入呼吸道及肺组织,从而引起肺部各种疾病。因此,人体保持呼吸系统正常的防御功能对预防肺部疾病至关重要。

呼吸系统防御功能包括物理防御功能(鼻部加温过滤、喷嚏、咳嗽、支气管收缩、黏液纤毛运输系统)、化学防御功能(溶菌酶、乳铁蛋白、蛋白酶抑制剂、谷胱甘肽、超氧化物歧化酶等)、细胞吞噬(肺泡巨噬细胞、多形核粒细胞)及免疫防御功能(B 淋巴细胞分泌 IgA、IgM 等,T 淋巴细胞介导的迟发型变态反应和细胞毒作用等)等。

当各种原因引起防御功能下降(如会厌功能障碍引起误吸,中枢神经系统疾病引起咳嗽反射消失,长期吸烟引起气道黏液纤毛运输系统破坏,后天免疫功能低下引起免疫功能障碍等)或外界刺激过强[各种微生物感染,吸入特殊变应原、生产性粉尘、高水溶性气体(如 SO_2、NH_4、Cl_2 等)、低水溶性气体(如氮氧化物、光气、硫酸二甲酯)及高温气体等],均可引起呼吸系统的损伤或病变。

WHO 提出的人类健康四大基石"合理膳食、适量运动、戒烟限酒、心理平衡"同样是慢性阻塞性肺疾病一级预防的基本原则。

一、健康促进

1. 健康教育

通过传播媒介和行为干预,促使人们自愿采取有益健康的行为和生活方式,消除影响健康的危险因素,从而达到促进健康的目的。

2. 自我保健

自我保健是指个人在发病前就进行干预,以促进健康,提高机体的生理、心理素质和社会适应能力。一般说来,自我保健是个人为其本人和家庭利益所采取的有利于健康的行为及养成良好的生活习惯。

3. 环境保护

环境保护是健康促进的重要措施,旨在保证人们生活和生产环境的空气、水、土壤不受工业"三废"(即废水、废气、废渣)和生活"三废"(即粪便、污水、垃圾),以及农药、化肥的污染。

二、健康保护

健康保护是对有明确病因(危险因素)或具备特异性预防手段的疾病所采取的措施,在预防和消除病因过程中起主要作用。通常采取以下 3 种策略:

(1)双向策略(two pronged strategy),即把对整个人群的普遍预防和对高危人群的重点预防结合起来,两者相互补充,以提高效率。

(2)全人群策略(population strategy),即对整个人群的普遍预防,旨在降低整个人群对疾病危险因素的暴露水平,它是通过健康促进来实现的。

(3)高危人群策略(high risk population strategy),即对高危人群的预防,旨在消除具有某些疾病的危险因素的人群的特殊暴露，它是通过健康保护来实现的。

三、具体措施

慢性阻塞性肺疾病的确切病因目前尚不清楚，已经发现的引起慢性阻塞性肺疾病的危险因素包括外因（即环境因素）与内因（即个体易感因素）两大类。个体易感因素和环境因素两者相互影响。针对环境因素的预防措施有：对生物因素、物理因素、化学因素做好预防工作。对社会致病因素的预防有：对心理致病因素做好预防工作。一级预防是最积极、最有效的预防措施。

（一）针对内因（个体易感因素）的预防措施

1. 遗传因素

同为吸烟者，只有 $10\%\sim15\%$ 的人罹患慢性阻塞性肺疾病，提示除外界致病因素外，宿主本身因素在慢性阻塞性肺疾病的发病过程中亦起着十分重要的作用。某些遗传因素可增加慢性阻塞性肺疾病的发生风险，即慢性阻塞性肺疾病有遗传易感性。已知的遗传因素为 α_1-抗胰蛋白酶（α_1-antitrypsin，α_1-AT）缺乏，抗胰蛋白酶重度缺乏与非吸烟者的肺气肿形成有关。蛋白水解酶对组织有损伤、破坏作用，抗蛋白酶对弹性蛋白酶等多种蛋白酶具有抑制功能，其中 α_1-AT 是活性最强的一种。蛋白酶增多或抗蛋白酶不足均可导致肺组织结构被破坏而引起肺气肿。吸入有害气体、有害物质会导致蛋白酶产生增多或活性增强，而抗蛋白酶产生减少或灭活加快。同时，氧化应激、吸烟等危险因素也会降低抗蛋白酶的活性。先天性 α_1-AT 缺乏多见于北欧血统的个体，我国尚未见正式报道。其他如谷胱甘肽 S 转移酶基因、基质金属蛋白酶组织抑制物-2 基因、血红素氧合酶-1 基因、肿瘤坏死因子-α 基因、白介素（interleukin，IL）-13 基因、IL-10 基因等可能与慢性阻塞性肺疾病的发生亦有一定关系，其中部分因素的作用已经确定，如 α_1-AT，但是相当多的因素的作用有待于进一步研究。只有真正厘清上述因素在慢性阻塞性肺疾病发生中的确切作用，才能使今后的一级预防工作更有针对性、更有成效。因此，在慢性阻塞性肺疾病的一级预防工作中，最关键的事是寻找慢性阻塞性肺疾病的高危人群。

2. 氧化应激

许多研究表明，慢性阻塞性肺疾病患者的氧化应激增加。氧化物主要有超氧阴离子（O_2^-）、羟基（—OH）、次氯酸（HClO）、H_2O_2 和一氧化氮（NO）等。氧分子受单一电子还原的产物称为超氧阴离子，反应方程式：$O_2+e\rightarrow O_2^-$。O_2^- 是阴离子，又是自由基，性质活泼，具有很强的氧化性和还原性，既是氧化剂，又是还原剂，过量生成可导致组织损伤。O_2^- 在体内主要通过超氧化物歧化酶清除。氧化物可直接作用并破坏许多生化大分子如蛋白质、脂质和核酸等，导致细胞功能障碍或细胞死亡，还可以破坏细胞外基质，引起蛋白酶/抗蛋白酶失衡，促进炎症反应。

3. 气道高反应性

气道反应性增高者，其慢性阻塞性肺疾病的发病率也明显增高，两者关系密切。气道高反应性可能与机体某些基因和环境因素有关。

4. 肺发育、生长不良

在妊娠期、新生儿期、婴儿期或儿童期由于各种因素导致肺发育或生长不良的个体，在成年后易罹患慢性阻塞性肺疾病。或年轻时肺活量较差、肺部正常老化但逐渐出现呼吸问题的患者，有半数后来发生慢性阻塞性肺疾病。肺活量一般在 20～30 岁时达到高峰，吸烟会阻碍肺活量增加。在成年早期，人体肺功能没有正常发育，或年轻时肺活量较差的个体，患慢性阻塞性肺疾病的风险比肺功能正常的青壮年高三四倍。儿童和青少年时期的肺功能发育不良是未来发生慢性阻塞性肺疾病的重要因素。

5. 针对机体的预防措施

自主神经功能失调、营养不良、气温变化等都有可能参与慢性阻塞性肺疾病的发生、发展，而出生时低体重、喂养方式不当、儿童时期下呼吸道感染、特应性（IgE 水平升高）亦与慢性阻塞性肺疾病的发生有关。增强机体抵抗力，戒除不良嗜好，进行系统的预防接种，定期做好健康检查，均有利于慢性阻塞性肺疾病的预防。

（二）针对外因的预防措施

1. 切实做好控制吸烟的工作

吸烟是慢性阻塞性肺疾病最重要的环境发病因素，烟草烟雾等有害气体或有害颗粒会引起肺部异常炎症反应。吸烟者慢性支气管炎的患病率比不吸烟者高 2～8 倍，烟龄越长，吸烟量越大，慢性阻塞性肺疾病的患病率就越高。吸烟者的肺功能异常率较高，FEV_1 年下降率较快，吸烟者死于慢性阻塞性肺疾病的人数多于非吸烟者。此外，被动吸烟也可能导致呼吸道症状加重及慢性阻塞性肺疾病的发生。妊娠女性吸烟可能影响胎儿的生长发育，并对胎儿的免疫系统功能产生一定影响。吸水烟可显著增加慢性阻塞性肺疾病的发生风险，较烟草能明显增加肺部 PM2.5 的含量。烟草含有焦油、尼古丁和氢氰酸等化学物质，可损伤气道上皮细胞，减弱纤毛运动，促使支气管黏液腺和杯状细胞增生肥大，黏液分泌增多，使气道净化能力下降。此外，烟草还可使氧自由基产生增多，诱导中性粒细胞释放蛋白酶，破坏肺弹力纤维，诱发肺气肿形成。人趋化因子受体 1 和金属蛋白酶-1 组织抑制剂或是慢性阻塞性肺疾病的潜在蛋白生物标志物。

提倡不吸烟，年轻人不吸烟是慢性阻塞性肺疾病防治工作的一项重要内容，特别是早期阶段最主要的干预性措施。实行禁烟是一项涉及面广、难度大、持续时间长且难以在短时间内见效的系统工程。我们应着重关注以下几方面问题：①深入研究吸烟引起慢性阻塞性肺疾病的机制。②健康教育中大力宣传吸烟的危害，说明吸烟产生的危害具有渐进性、累积性、隐蔽性、依赖性和选择性等特点。③关注被动吸烟的危害，尤其是儿童被动吸烟也可引起慢性阻塞性肺疾病，故公共场合须严格限制吸烟。④卫生经济学研究发现，吸烟所造成的健康损害费用和相关医疗费用会显著增加。⑤制订戒烟人数的目标，将吸烟率作为人群健康的关键指数。慢性阻塞性肺疾病的预防工作可以通过戒烟、保持体重体形和积极锻炼来开展。

2. 防止空气污染

长期生活在室外受污染的区域可能是慢性阻塞性肺疾病发生的另一个重要因素。化学气体（Cl_2、NO 和 SO_2 等）对支气管黏膜有刺激和细胞毒作用。当空气中的烟尘或 SO_2 明显增加时,慢性阻塞性肺疾病急性发作的患者数显著增多。此外,其他粉尘也会刺激支气管黏膜,使气道清除功能遭受损害,从而为细菌入侵创造条件。大气中直径 $2.5 \sim 10.0 \mu m$ 的颗粒物,即 PM2.5 和 PM10 可能与慢性阻塞性肺疾病的发生有一定关系。有证据表明,空气污染特别是 SO_2、NO、颗粒物均可能引起与吸烟类似的慢性阻塞性肺疾病,是导致慢性阻塞性肺疾病发生的重要环境因素。目前,随着我国机动车尾气排放量的剧增及燃煤量的增加,空气污染日益严重,导致慢性阻塞性肺疾病发病率增高,必须引起人们的高度重视。对于已经罹患慢性阻塞性肺疾病的患者,严重的城市空气污染会使病情加重。此外,室内空气污染、居住环境与慢性阻塞性肺疾病的易患性两者之间亦存在联系。

3. 治理生物燃料烟雾

生物燃料包括柴草、木柴、木炭、庄稼秆和动物粪便等,其烟雾的主要有害成分包括碳氧化物、氮氧化物、硫氧化物和未完全燃烧的碳氢化合物颗粒与多环有机化合物等。在厨房通风条件不佳的情况下,会增加慢性阻塞性肺疾病的发生风险。在使用生物燃料烹饪时,产生的大量烟雾可能是不吸烟妇女发生慢性阻塞性肺疾病的重要原因。生物燃料所产生的室内空气污染与吸烟具有协同作用。

4. 控制、减少职业性危害

当职业性粉尘(如二氧化硅、煤尘、棉尘和蔗尘等)及化学物质(如烟雾、过敏原、工业废气和室内空气污染等)的浓度过大或接触时间过久,均可导致慢性阻塞性肺疾病的发生。此外,接触某些特殊物质、刺激性物质、有机粉尘及过敏原也可使气道反应性增加。在各类职业性危害因素中,已有证据表明长期接触镉和硅可引起慢性阻塞性肺疾病。高危工作人群包括煤矿工人、接触水泥的建筑工人、金属加工工人、谷物运输工、棉纺工人、造纸工人以及大量吸入灰尘的工人。应重视高危工作人群的劳动保护措施,降低工人接触危险因素的机会。此外,随着工农业生产的发展,应警惕新的职业工种中潜在的导致慢性阻塞性肺疾病的危险因素。

5. 预防呼吸道感染

气道、肺实质及肺血管的慢性炎症是慢性阻塞性肺疾病的特征性病理改变,中性粒细胞、巨噬细胞、T 淋巴细胞等炎症细胞均参与了慢性阻塞性肺疾病的发生过程。中性粒细胞的活化和聚集是慢性阻塞性肺疾病炎症过程的一个重要环节,通过释放中性粒细胞弹性蛋白酶、中性粒细胞组织蛋白酶 G、中性粒细胞蛋白酶 3 和基质金属蛋白酶引起慢性黏液高分泌状态并破坏肺实质。呼吸道感染是慢性阻塞性肺疾病发生的一个重要因素,且会加剧病情进展。病毒和(或)细菌感染是慢性阻塞性肺疾病急性加重的常见原因。儿童期下呼吸道重度感染和成年时肺功能降低、呼吸系统症状均与慢性阻塞性肺疾病的发生有关。

6. 提升社会经济地位

慢性阻塞性肺疾病的发生与患者的社会经济地位密切相关,社会地位较低的人群发生慢性阻塞性肺疾病的概率较大。室内外空气污染、营养状况等与社会经济地位较低相关联。此外,低体重指数也与慢性阻塞性肺疾病的发生有关,体重指数越低,慢性阻塞性肺疾病的患病率就越高,但偏瘦人群发生慢性阻塞性肺疾病的风险亦增加。营养不良和肌肉减少会增加炎症反应的易感性,损伤肺的修复能力。吸烟和体重指数与慢性阻塞性肺疾病存在交互作用。然而,高体重指数、过多的腹部脂肪和低体力活动均与慢性阻塞性肺疾病患者的病情进展有关,大腰围对于吸烟者和非吸烟者都是慢性阻塞性肺疾病的显著预测因素。腹部和全身脂肪堆积可以增加局部和全身炎症反应,从而有可能刺激慢性阻塞性肺疾病的发生、发展。每周至少锻炼5次的大腰围人群,发生慢性阻塞性肺疾病的概率可降低29%。此外,体力活动还可以减少炎症、氧化应激发生,促进组织愈合。

第二节　慢性阻塞性肺疾病的二级预防

二级预防,亦称"三早"预防,三早即早发现、早诊断、早治疗,是防止或减缓疾病发展而采取的措施。慢性病多数病因尚不完全清楚,因此要完全做到一级预防是不可能的。但由于慢性病的发生大多是致病因素长期作用的结果,因此做到早发现、早诊断并给予早治疗是可行的,一般可采用普查、筛检、定期健康检查来实现。

二级预防是在疾病初期采取的预防措施。对于慢性阻塞性肺疾病,"三早"预防的根本方法是做好宣传和提高医务人员的诊疗水平。通过普查、筛检和定期健康检查以及群众的自我监护,以及早发现疾病初期(亚临床型)患者,并给予及时、合理的治疗。由于慢性阻塞性肺疾病常是致病因素长期作用后引起的,故给"三早"预防带来了一定的困难。

一、定期普查慢性阻塞性肺疾病

采取最简单、最实用的技术和方法,在无症状的慢性阻塞性肺疾病高危人群中定期进行普查,以期尽早检出早期病变者。诊断慢性阻塞性肺疾病的适用方法是用肺量计测定FEV_1(具体指标为FEV_1占预计值的百分比或$FEV_1/FVC\%$)。由于缺乏必要的设备,目前在社区医院,肺功能测量尚不普遍。同时,FEV_1的测量需要受试者密切配合,因而其重复性易受到影响。另外,社区医院需要进一步提高肺通气功能测试技术,严格控制检查质量,提高肺通气功能测试的敏感性和特异性,探讨更简单、更方便的低价检测方法。

二、强化戒烟工作

戒烟是预防和控制慢性阻塞性肺疾病主要的、关键性的措施,大力宣传并采取切实有效的戒烟措施是当务之急。社区医院及基层卫生工作服务网络应以最大的热情和决心投入到这项工作中,千方百计、百折不挠地使那些已经检出发生气道病变的吸烟者尽早戒烟。通常可以提供受人们欢迎和可选择的戒烟方法,开展健康教育,并加以推广;此外,也可以参考国外一些行之有效的戒烟方法进行宣教。戒烟是一种明确、有效的干预手段,对社区居民的健康有重大影响,因而要统筹安排,制订减少吸烟者的目标。对于成功戒烟者,可以给予精神奖励。随访社区居民中的吸烟者发现,其戒烟前后的肺功能、健康状况发生了明显变化。因此,彻底戒烟是慢性阻塞性肺疾病所有阶段最关键的干预措施。

三、尽早药物干预轻度慢性阻塞性肺疾病

慢性阻塞性肺疾病是一种常见且经常恶化的气道炎症性疾病,是可以预防和治疗的,但在亚临床阶段,往往存在诊断不足和治疗不足的问题。大多数慢性阻塞性肺疾病患者的疾病程度为轻度至中度,但即使是轻度 1 期的慢性阻塞性肺疾病患者(即 FEV_1/FVC 比值较低,但 FEV_1 正常),与非吸烟健康对照组相比,可测量的生理障碍和发病率以及死亡风险增加相关。因此,对于轻度慢性阻塞性肺疾病患者,需要早期药物干预。

四、预防慢性阻塞性肺疾病的急性发作

在发展中国家,慢性阻塞性肺疾病的发病率和病死率均很高。慢性阻塞性肺疾病的长期慢性病程中常伴有短暂的病情恶化,期间症状明显加重,咳嗽、咳痰更加剧烈,同时伴有呼吸困难。这种病情的急性加重对慢性阻塞性肺疾病患者的生活质量产生严重的影响,而且急性加重通常会增加患者的住院率及病死率。因此,预防急性发作的发生是治疗慢性阻塞性肺疾病的目标之一。慢性阻塞性肺疾病的急性发作会严重影响患者近期及远期的生活质量,并可降低患者的活动能力,增加住院率和病死率。近年来,随着人们对慢性阻塞性肺疾病认识的不断提高,其治疗方法也有了很大改进。此外,随着新药的不断面市及戒烟、锻炼、营养支持、生活习惯改变,慢性阻塞性肺疾病急性发作的频率也有所下降。但是,我们仍需探索不同患者间的差异,以期为患者提供最佳的个体化治疗。

五、进行深层次研究

研究慢性阻塞性肺疾病发生早期气道黏膜中、管腔内参与气道炎症的各种炎症细胞(如中性粒细胞、淋巴细胞、巨噬细胞)以及它们释放出来的各种炎性介质、细胞因子对炎症发生发展的作用,进一步研究各种炎症细胞的趋化、黏附、移行及细胞因子调控机制,以及蛋白酶/抗蛋白酶、氧化/抗氧化平衡机制在慢性阻塞性肺疾病发生发展中的作用;并在此基础上开发一些能够逆转、消除气道组织功能障碍的治疗方法。

第三节　慢性阻塞性肺疾病的三级预防

三级预防,亦称临床预防。三级预防可以防止伤残和促进功能恢复,提高生活质量,延长生存时间,降低病死率。三级预防是健康促进的首要、有效手段,是现代医学为人们提供的健康保障。慢性阻塞性肺疾病进入后期阶段,机体对疾病已失去调节代偿能力,将出现伤残或死亡的结局,此时应采取对症治疗,减少患者痛苦,延长其生命,并实施各种康复工作,力求病而不残、残而不废,促进康复。三级预防的措施主要是对症治疗和康复治疗,其目的是尽量减少和(或)减轻疾病对人体功能和生命质量的影响。

慢性阻塞性肺疾病的对症治疗可以改善症状,减少不良反应发生,防止急性发作,预防并发症和减少伤残等。康复治疗包括功能康复、心理康复、社会康复和职业康复。对于

已丧失劳动力或伤残者,提高康复治疗效果,促进其身心早日康复,恢复劳动力,争取病而不残或残而不废,保存其创造经济价值和社会价值的能力。

一、继续强化戒烟

大多数慢性阻塞性肺疾病病例是由吸烟或二手烟暴露引起,但也与工作或烹调环境中的有毒粉尘、化学品以及频繁的呼吸道感染有关。任何时候戒烟都可使吸烟者的FEV_1获得改善,并使FEV_1年下降速度减慢。已有研究结果表明,成功戒烟可以显著保护那些具有FEV_1进行性下降高度危险者的肺功能。因此,即使是已经出现症状的慢性阻塞性肺疾病患者,戒烟对其缓解病情、提高生活质量仍然是有效、有益的,故可以反复向患者宣教,以增强其戒烟和康复的信心。

德国赫姆霍兹慕尼黑中心与慕尼黑大学附属医院、德国肺癌研究中心组成的国际团队首次发现,吸烟可以降低免疫蛋白酶的活性。此外,慢性阻塞性肺疾病患者免疫蛋白酶水平降低可能增加呼吸道感染的易感性。免疫蛋白酶是哺乳动物细胞内专门降解异物蛋白质分子的特定结构,如病毒感染,其功能相当于细胞粉碎器,然后将蛋白碎片(肽)提供给细胞外的免疫系统,以唤起对病毒感染的细胞特异性免疫应答。烟草烟雾可以降低人类细胞免疫蛋白酶的活性,使免疫系统蛋白碎片(肽)的呈现功能不能正常发挥,从而削弱了特异性免疫反应。另外,慢性阻塞性肺疾病患者的肺部检查显示免疫蛋白酶体活性降低。

二、慢性阻塞性肺疾病的缓解期预防

改善慢性阻塞性肺疾病患者的营养状态,可应用中医中药健脾补肾,提高机体免疫力,改善机体内环境,增强防御能力,预防、减少呼吸道感染,减缓疾病进展。健康饮食有益于慢性阻塞性肺疾病患者的肺功能,还会影响疾病进程。国外相关研究提示,进食鱼及香蕉、柚子等水果,或者乳酪等奶制品的人群,肺功能得到改善,炎症标志物减少,肺气肿缓解,且6min步行试验的成绩较好。

三、加强慢性阻塞性肺疾病患者的康复锻炼

开设康复锻炼中心,制订康复锻炼计划,编写必要的康复锻炼指南,并且要有客观的评价指标。组织慢性阻塞性肺疾病缓解期患者进行康复训练,尤其是早期阶段训练,效果会更好。康复锻炼内容包括全身运动(慢速步行、登楼梯、骑自行车)、呼吸训练和缩唇呼吸。体育活动可降低慢性阻塞性肺疾病患者的再入院风险,而进行中重度体育活动的慢性阻塞性肺疾病患者30天内再次入院的风险比不活动的患者低。国外相关研究证实,根据慢性阻塞性肺疾病患者的运动数据将其分为三个运动组:不进行体育活动组、体育活动不够组和积极进行体育活动组。一周活动150min或更长时间的慢性阻塞性肺疾病患者30天内再次入院的风险比不活动的患者约低34%。一周中重度体力活动少于150min的患者30天再入院的风险比根本不活动的患者约低33%。

四、严重低氧者要长程家庭氧疗

在我国,对于慢性阻塞性肺疾病患者,目前最需要解决的问题是氧源和吸氧费用。根据我国国情,目前家庭氧疗只能以压缩氧或液态氧为主,辅以少量家庭氧浓缩器制氧。因此,应协同医院、公费医疗管理系统研究、制订出一套切实可行而又合理的氧疗费用支付办法,使长程家庭氧疗计划落到实处。

五、定期注射流感疫苗、肺炎球菌疫苗,以减少呼吸道感染

慢性阻塞性肺疾病患者每年秋季接种一次流感疫苗,每 5～6 年接种一次肺炎球菌疫苗,可以减少两种呼吸道感染;此外,还可肌肉注射核酪,接种支气管炎疫苗、灭活卡介苗。流感疫苗、肺炎球菌疫苗、细菌溶解物、卡介菌多糖核酸等对防止慢性阻塞性肺疾病患者反复感染可能有益。

六、对慢性阻塞性肺疾病患者及其家庭进行系统教育

对慢性阻塞性肺疾病患者及其家庭进行系统教育,使其了解慢性阻塞性肺疾病的长期性、危害性,以及进行长期防治的必要性、可行性,争取患者及其家庭对预防工作的理解、配合和支持,这是做好慢性阻塞性肺疾病三级预防的基础和前提。

七、对慢性阻塞性肺疾病患者进行长期系统管理

慢性阻塞性肺疾病的发病率高,进展较缓慢,故加强社区综合干预、有效进行三级预防十分重要。慢性阻塞性肺疾病的预防主要是消除发病的高危因素、急性加重的诱发因素,增强机体免疫力。长期监测肺功能,督促戒烟并检查效果,控制职业环境污染,减少有害气体或有害颗粒的吸入,可减轻气道和肺的异常炎症反应。此外,加强体育锻炼,增强体质,提高机体免疫力,可帮助改善机体一般状况。

跌倒是一个重要的公共卫生问题,而慢性阻塞性肺疾病患者跌倒的风险很高。国外相关研究提示,有慢性阻塞性肺疾病的患者跌倒的风险增加 2 倍以上;前一年跌倒过的患者,再次跌倒的风险增加 3 倍。大多数患者跌倒发生在室内,且往往发生于人们站立和上半身同时活动时。失去平衡是跌倒最常见的原因,要防止患者出现意外伤害。

总之,由于慢性阻塞性肺疾病是一种常见疾病,只要提高警惕,就易被检出,且可以有效地加以预防,因此非常适合进行三级预防。对于慢性阻塞性肺疾病,进行系统的三级预防必将带来巨大的社会效益和经济效益。

(诸葛毅)

第七章　慢性阻塞性肺疾病的保健

保健是为了保护和增进人体健康、防治疾病而采取一些综合性措施,并通过长期的锻炼和修习,从而达到保养身体、减少疾病、增进健康、延年益寿的目的。慢性阻塞性肺疾病具有不可逆的解剖组织学的病理改变,从而使病情反复发作、迁延不愈。患者由于呼吸困难,往往造成运动受限,进而导致肌肉萎缩、体重减轻。由于活动减少,导致患者与社会脱离,产生孤独感与压抑感。这些改变相互关联,易造成恶性循环,从而影响慢性阻塞性肺疾病患者的生活质量。由于受到各种条件的限制,患者不可能长期住院治疗,多在社区进行治疗与管理,故社区的保健工作显得十分重要。健康教育可使患者对危害因素的认识有所提高,生活方式的管理可以帮助患者改变不良的健康行为,并树立正确的健康行为模式。心理支持可减轻患者的心理精神压力,在对待治疗的态度上由被动变主动,且能正确地对待疾病。肺康复锻炼可增加气道压力,避免外周小气道提早陷闭,增强呼吸肌的功能,改善低氧血症症状。通过药物管理,使患者能够正确用药,以减少药物不良反应。社区综合性保健措施可以保养身体、减轻疾病、增进健康,并且能提高慢性阻塞性肺疾病患者的生活质量。

第一节　慢性阻塞性肺疾病的健康生活行为

一、慢性阻塞性肺疾病的营养支持

营养是机体结构的物质基础和生命活动能量的来源。合理营养可维护机体组织的结构和功能的良好状态。

1. 慢性阻塞性肺疾病患者与营养不良

慢性阻塞性肺疾病患者在静息状态下处于高代谢水平,且部分患者长期营养摄入不足或营养成分吸收不完全,故大多存在不同程度的营养不良。国外研究表明,30%～70%的慢性阻塞性肺疾病患者存在不同程度的营养不良,并且随着病情的加重,营养不良的程度更加突出。通常气道阻塞程度越严重,营养不良的发生率就越高。

慢性阻塞性肺疾病患者由于气道阻力增加、胸肺顺应性降低等,导致患者的呼吸耗能增加,机体分解代谢增加。而此时患者往往食欲低下,营养摄入减少。长期的营养不良可引起慢性阻塞性肺疾病患者骨骼肌尤其是呼吸肌功能障碍。营养不良患者的呼吸肌肌力比营养正常者约低 30%。营养不良可降低呼吸肌的肌力和耐力,易引起呼吸肌疲劳,进而导致呼吸衰竭。

无论是自主呼吸或是机械通气的呼吸系统疾病患者,营养不良均会损害其呼吸肌功能、通气动力、肺防卫机制,最终削弱肺功能。营养不良伴有低磷血症、低镁血症或低钙血症,则引起呼吸肌尤其是膈肌的强度下降。自主呼吸时,患者的呼吸强度和通气动力减弱,引起咳嗽能力下降和肺不张,最后导致肺炎。因此,营养不良患者的感染概率增加。

营养状态是患者健康状况、疾病预后的决定因素之一。慢性阻塞性肺疾病患者经常发生营养不良,同时伴有免疫功能低下,故易引起肺部感染。营养不良、免疫功能低下和感染三者互为因果并形成恶性循环。

对慢性阻塞性肺疾病患者进行合理的营养支持是十分重要的。慢性阻塞性肺疾病患者可以采取少食多餐的方式以摄取足够的热量,并适量增加鱼类、蛋白质和水果。另外,慢性阻塞性肺疾病缓解期患者的静息热量消耗较正常人增加 15%～20%,故给予营养支持时还应考虑到这一因素。

2. 慢性阻塞性肺疾病患者的三大营养素分配

碳水化合物占 50%～60%,脂肪占 20%～30%,蛋白质占 15%～20%,即蛋白质至少 1.0g/(kg·d),需纠正营养不良时,为 1.6g～2.5g/(kg·d)。如果患者处于应激状态,此时分解代谢增强,蛋白质供给量需增加 20%～50%。若仅以碳水化合物作为单一的热量来源,则必将消耗大量氧气,产生大量二氧化碳,对于通气储备功能较差的慢性阻塞性肺疾病患者来说,势必会增加通气负担。高脂的益处在于降低呼吸熵,减轻患者的通气负担。

3. 慢性阻塞性肺疾病患者的营养支持

对于慢性阻塞性肺疾病缓解期患者,多主张采用经胃肠道营养治疗或使用短期静脉营养支持治疗并续贯经胃肠道营养补充治疗。在饮食原则上,保证优质蛋白质的供给,饮食宜清淡,平时多饮水。建议多选择中性食物,减少摄入偏寒凉食物,忌油腻、刺激性食物,且日常食量要适度。

(1)经胃肠道营养治疗:患者需补充营养时,首先推荐经口胃肠道营养,其优点是符合正常的生理要求。①口腔咀嚼、分泌唾液可促进胃肠等消化液的分泌,利于消化和吸收;②可直接提供肠道黏膜所需的营养物质,维护其功能;③对于重症患者,可减少应激性溃疡和胃肠道出血的发生。对于不能经口进食者,可采用鼻饲的方法,但进食的内容和量会受到限制。

(2)短期静脉营养支持治疗:胃肠道营养补充不足时可由外周静脉补充,但要注意输入的内容及其效价。绝大多数慢性阻塞性肺疾病住院患者在治疗时,实际上均可能以等张的葡萄糖溶液或葡萄糖盐水作为静脉输入药物的载体接受外周静脉营养,从营养支持角度应根据患者的需要有意识地补充适量的氨基酸和(或)脂肪乳等滴注液。

4. 营养补充时应注意的问题

(1)慢性阻塞性肺疾病患者每日热量消耗的测算

1）应用 Harris-Benedict 公式计算每天基础热量消耗（basal energy expenditure，BEE）

男性：每天基础热量消耗（kcal/d）$=66.1+13.8W+5.0H-6.8A$

女性：每天基础热量消耗（kcal/d）$=66.5+9.5W+1.9H-4.7A$

式中，W 为体重（kg），H 为身高（cm），A 为年龄（岁）。

2）计算每天静息热量消耗

每天静息热量消耗＝每天基础热量消耗×应激系数×校正系数。

校正系数：男性为 1.16，女性为 1.19。应激系数：无并发症的大手术，为 1.0～1.1；中等创伤，为 1.25；严重创伤、感染、脏器衰竭，为 1.3～1.6。

3）计算每天所需热量

每天所需热量＝每天静息热量消耗×活动系数×体温系数。

活动系数：卧床为 1.2，轻度活动为 1.25，中度活动为 1.5，剧烈运动取大于 1.7，正常活动为 1.3。体温系数：38℃为 1.1，39℃为 1.2，40℃为 1.3，41℃为 1.5，体温正常取 1.0。

（2）加重通气负担：进食过多的碳水化合物会产生大量二氧化碳，呼吸熵增大，从而加重通气负担，故对于通气储备功能较差的慢性阻塞性肺疾病患者，在补充营养时应注意通气负荷情况。

（3）胃肠功能障碍：过多胃肠道营养可引起腹胀、腹泻、恶心、呕吐，此时应停止胃肠道营养 1～2 天，待上述症状好转后，再缓慢恢复胃肠道营养。

（4）其他：在静脉营养支持特别是过量葡萄糖输入时，可引起胰岛素分泌和释放增加，使葡萄糖和磷酸结合而进入骨骼肌和肝脏，出现或加重低磷血症，导致呼吸肌无力和疲劳。而葡萄糖过量摄入会超出肝细胞的氧化能力，引起肝脏脂肪变性。

二、改善生活行为

对于慢性阻塞性肺疾病患者，向其强调吸烟与疾病的联系以及对人体的危害，指导患者戒烟，制订戒烟日程并帮助监督执行。

嘱患者避免进入空气质量不良的公共场所。患者应保持良好的居住环境和工作环境。如环境又脏又乱，空气污染严重，则会影响肺功能。保持居室内空气新鲜、洁净，定时通风换气，并避免干冷空气刺激呼吸道。经常拖擦地面或在取暖器旁放置一盆水，有条件者还可使用加湿器。

鼓励患者戒酒，适当调整饮食习惯，适度进行体育锻炼，改变不良的生活方式；建议患者生活规律，劳逸结合，保证睡眠，不参加力所不及的劳动。有心慌气短者，须掌握自己的活动量，以减轻心脏负担。此外，心理健康是保持健康的重要因素，故患者还应保持良好的心态。

第二节　慢性阻塞性肺疾病的运动锻炼

慢性阻塞性肺疾病患者由于肺泡过度膨胀,常伴有行动困难、耗氧量增加,加之气促、呼吸频率快,因此呼吸肌常处于疲劳状态。若同时因肺部病理变化造成摄氧量不足,则易导致呼吸困难,进一步导致运动量下降,肌力、耐力随之降低,从而引起废用综合征。长此以往,就会形成恶性循环。有氧运动对患者的体力恢复和缺氧的耐受性有一定益处。在这个过程中,患者的气促程度得到改善,呼吸变得轻松,患者对治疗更加充满信心,其生活质量也得到提高。有氧运动的目的在于提高患者全身的耐力,改善心肺功能,防止上述恶性循环的发生。呼吸肌锻炼可以提高患者呼吸肌的肌力和耐力,而体育锻炼可能有助于部分慢性阻塞性肺疾病患者保持智力。

呼吸运动锻炼可以增强慢性阻塞性肺疾病患者的肺组织功能,以代偿因呼吸面积减小而引起的气体交换障碍。在呼吸运动中,吸气与呼气之间只有片刻的停顿时间。呼气应稍长于吸气,以帮助排出更多的残气,改善肺组织的弹性。一般情况下应采用鼻进行呼吸,因为气体经鼻腔可起到清洁过滤和湿润加温的作用,可以预防空气中的污物侵入肺部和减轻冷空气的刺激。而在需要加强呼吸时,特别是呼吸困难的情况下,宜采用嘴进行呼气。呼吸运动应该是缓慢的、有节奏的。如在呼吸运动中需要配合肢体运动,则这些肢体运动应该简单易行、无须用力。呼吸肌耐力训练、力量训练和力量耐力训练对肺功能均有明显的改善作用:力量训练在改善肌肉力量方面具有优越性,耐力训练则在提高次极量运动能力上具有优越性,而力量耐力训练则对肌肉力量和运动耐力均有明显益处。在静息状态下,氧分压正常的慢性阻塞性肺疾病患者,当活动引起呼吸困难时,给予氧疗同样能减轻症状,提高运动耐力。

运动锻炼对慢性阻塞性肺疾病本身亦有明显的治疗作用,可加速炎症渗出物的吸收。在急性病变后、肺组织还未形成纤维化时,运动锻炼有助于恢复肺组织的弹性。在慢性病变中,肺组织出现纤维性变时,呼吸运动也同样可以维持肺组织的弹性,阻止病变进一步发展。此外,运动锻炼还可以预防胸腔内粘连形成。而当粘连已经形成时,针对性的呼吸运动可以松弛粘连,减少其对肺活动的限制,改善肺的膨胀度。当出现肺组织不可逆的病理改变,如肺萎缩、肺纤维化、肺气肿等时,运动锻炼可通过增大胸廓和膈肌的活动范围来加强呼吸运动,增强机体的代偿功能。

另外,运动锻炼还能加强心血管系统的神经-体液调节机制,增强心肌力量,而心血管系统功能的改善可弥补肺功能的不足。同时,运动锻炼可改善大脑皮质对呼吸中枢的调节功能,增强呼吸功能。

慢性阻塞性肺疾病患者运动锻炼的原则是找到适合自身的运动方式,并量力而行、循序而进,锻炼时以出现轻微气短为度。运动方式有各种健身性质的太极拳、太极剑、健身操、慢走、快走、登楼梯、慢跑、轻体力的球类活动以及家务劳动等。此外,有条件者可酌情参加游泳运动。

呼吸保健操是一种针对慢性支气管炎、肺气肿患者进行呼吸功能锻炼的方法,经鼻吸气,经口进行缩口呼气,用力适当,呼气时可发出"呜""咿"等声音,排出肺内残气。

一、运动锻炼的方式

康复训练的核心是运动锻炼。运动锻炼包括外周肌肉锻炼和呼吸肌锻炼。外周肌肉锻炼可以分为耐力锻炼、力量锻炼和力量耐力锻炼。肺康复运动锻炼按锻炼部位可分为以下 3 种。①下肢肌肉锻炼:下肢肌肉锻炼是运动锻炼的主要组成部分,包括步行、跑步、登楼梯、平板运动、骑功率自行车等;②上肢肌肉锻炼:上肢肌肉锻炼有助于增强辅助呼吸肌的力量和耐力,近年来逐渐受到人们的重视,包括上肢功率计法、举重物、扔球等;③全身锻炼:如种花、扫地等家务劳动,各种传统的体育锻炼、游泳和康复操等。而太极拳、太极剑等是我国特有的运动方式,不仅能调整患者的呼吸比,而且能缓解紧张、焦虑情绪,是全身锻炼的有效方法。

慢性阻塞性肺疾病患者的运动强度和效果目前均缺少量化标准,可比性较差。另外,运动锻炼还可分为主动运动和被动运动。初期的运动方法主要包括推拿、按摩、神经肌肉电刺激等被动运动,握手、翻身、变换坐卧位、扶床站立、步行、无创机械通气和(或)吸氧下主动活动等。

对于呼吸衰竭的患者,简单的握手和活动脚趾也是主动的康复活动,尽管没有明显的运动,但可锻炼相关的神经肌肉功能。

神经肌肉电刺激属于被动运动。神经肌肉电刺激是用低电压刺激外周肌肉收缩,锻炼相关肌肉的功能,已用于急性加重期感染控制后的患者或长期卧床患者。

对于感染控制后的急性加重期慢性阻塞性肺疾病患者,及早鼓励其进行握手、活动上下肢体等主动运动,给予推拿、按摩、针灸及神经肌肉电刺激等被动运动,利于患者早日康复。

二、运动训练时间

肺康复的效果与运动训练的时间成正比,因此推荐慢性阻塞性肺疾病患者进行长期的运动康复训练。目前关于运动训练应至少持续多长时间方能起效的观点不一,有学者提出肺康复训练应每周 3~5 次,至少持续 2~3 个月;也有学者认为,轻中度慢性阻塞性肺疾病患者能从短期的肺康复训练中受益,但重度慢性阻塞性肺疾病患者需至少 6 个月的肺康复训练才能取得同样的效果。

大多数慢性阻塞性肺疾病患者为了达到改善生活质量和运动耐量的目的,需要进行不少于 8 周的肺康复训练,且每周 3 次,每次 1h。慢性阻塞性肺疾病患者应将运动康复训练作为生活的一部分,如积极地参与种花、扫地等力所能及的家务劳动,或积极地进行各项体育锻炼。

三、运动量

运动训练要严格掌握运动量:若运动量不足,则达不到应有的效果;若运动量过大,则可能引起不必要的损伤。运动应从低强度开始,循序渐进,直至高强度运动。对于因呼吸困难而不能完成预定训练计划者,可行间歇运动。所谓间歇运动,即运动与休息相交替,可减轻呼吸困难和运动时肌肉中乳酸聚集,从而增加运动量,提高运动强度。患者在急性期、恢复期增加运动量和提高锻炼效果的主要方法是通过吸氧、使用无创呼吸机、使用支气管扩张剂和间歇训练等来增加运动训练的强度和持续时间,从而提高肺康复的效果,如无创正压通气可以减轻劳力性呼吸困难,提高运动耐力。慢性阻塞性肺疾病患者在运动时吸氧可有效纠正运动性低氧血症,减少缺氧性呼吸做功,使慢性阻塞性肺疾病患者能达到更高的训练强度,显著增加运动耐力。

对于慢性阻塞性肺疾病患者,吸入低浓度氧就可以提高运动耐量,当吸入氧浓度达到30%～40%时效果已十分明显,且对非低氧血症患者亦有效。医务人员可根据患者病情的严重程度,在运动时监测患者的血氧饱和度、心率、呼吸频率等生命体征。患者应尽量在吸氧条件下运动,氧流量可调至3～5L/min;若在无创机械通气下运动,则应根据患者的舒适情况调整呼吸机参数。

四、运动强度

运动强度是影响运动康复效果的重要因素,且两者之间成正相关关系。虽然低强度(低于30%最大运动量)或高强度(大于60%最大运动量)的运动训练都能增加患者的运动耐力,但高强度运动训练后肌肉中的氧化酶增加,运动能力明显提高,生理生化反应(如血乳酸浓度、最大氧耗量等)也明显改善,因此获益更大。但高强度运动训练不适合于病情重、依从性较差的患者。因此,运动强度原则上应遵循个体化的原则,对于重度以上的患者,应渐进性地提高运动强度。

有氧运动的运动强度主要综合患者的自觉症状、心率、心律、血压、血氧饱和度、摄氧量、无氧阈等指标判断决定。目标心率和呼吸困难程度较为简单易得,故可作为大多数慢性阻塞性肺疾病患者运动强度的量化指标。心肺运动试验是量化和评价运动强度的标准方法,包括骑功率自行车和平板运动试验,其中骑功率自行车较为常用。医务人员采用症状限制最大运动试验可获得患者的最大运动量、最大摄氧量和最大心率等指标,常取50%～80%的最大运动量或最大摄氧量为下肢运动强度(高强度运动指大于60%的最大运动量或最大摄氧量)。但是,由于心肺运动试验需要一定的设备条件,因此限制了该运动试验在家庭和社区康复锻炼中的应用。

五、全身性呼吸体操锻炼

患者在腹式呼吸锻炼的基础上可进行全身性的呼吸体操锻炼,即腹式呼吸和扩胸、弯腰、下蹲等动作结合在一起,起到进一步改善肺功能和增强体力的作用。患者在做呼吸体操时可取卧位、坐位或立位,注意在每节呼吸体操后应休息片刻,然后再进行下一节,尽量做到自然,不要强制进行,如出现头晕现象,则应立即停止,并休息片刻,等症状消失后再继续进行。患者可以根据病情掌握运动量,开始先做3～5节,以后逐渐增加,直到完成整套体操运动。

第一节:长呼吸。患者身体直立,全身肌肉放松,用鼻吸气,口呼气。先练深长呼气,直到把气呼尽,然后自然吸气。呼与吸时间之比为 2∶1 或 3∶1,以不头晕为度,呼吸频率以每分钟 16 次左右为宜。

第二节:腹式呼吸。患者取直立位,一手放于胸前,一手放于腹部,做腹式呼吸。吸气时尽力挺腹,胸部不动;呼气时腹肌缓慢主动收缩,以增加腹内压力,利于膈肌上提,将气缓缓呼出。呼吸应有节律。

第三节:挥臂呼吸。患者随着呼气和吸气做两臂放下和上举。

第四节:抱胸呼吸。患者取直立位,两臂在胸前交叉压紧胸部,身体前倾呼气;两臂逐渐上举,扩张胸部吸气。

第五节:压腹呼吸。患者取直立位,双手叉腰,拇指朝后,其余 4 指压在上腹,身体前倾呼气,两臂慢慢上抬吸气。

第六节:下蹲呼吸。患者取直立位,双足合拢,身体前倾下蹲,两手抱膝呼气,还原时吸气。

第七节:弯腰呼吸。患者取立位,两臂腹前交叉,向前弯腰时呼气,上身还原,两臂向双侧分开时吸气。

第八节:行走呼吸。患者走 2 步吸气 1 次,再走 5 步呼气 1 次。

以上每节自然呼吸 30s。锻炼次数和时间应根据患者具体情况,按照循序渐进的原则进行。

六、呼吸肌训练

慢性阻塞性肺疾病患者存在系统性炎症反应,炎症因子可导致体重减轻和骨骼肌萎缩,而营养不良也可引起肌纤维萎缩;同时,慢性阻塞性肺疾病患者肺过度充气可引起胸廓和膈肌的结构改变,这些因素都可能导致呼吸肌功能障碍。呼吸肌训练虽然不能明显提高患者的 6min 步行试验距离,但能增强呼吸肌的肌力和耐力,减轻患者主观和劳力性呼吸困难,提高生活质量。美国胸科医师协会(The American College of Chest Physicians,ACCP)、美国心血管与肺康复学会(American Association of Cardiovascular and Pulmonary Rehabilitation,AACVPR)亦推荐把呼吸肌训练加入肺康复计划中。

目前,呼吸肌训练方法主要包括控制性深慢呼吸锻炼、缩唇-腹式呼吸锻炼、阻力呼吸锻炼和呼吸体操等。呼吸肌康复训练方法简单易行、无创无痛、成本低下,易被患者接受,可在家庭及社区广泛开展。但是,不同程度的慢性阻塞性肺疾病患者合理呼吸训练方法的选择及疗程均有待进一步探讨。

七、有效的咳嗽和排痰方法

慢性阻塞性肺疾病患者通常有多年慢性支气管炎病史,每到冬春季节,咳嗽、咳痰症状明显,可出现急性加重甚至引起肺部炎症。若不能及时有效地咳嗽、排痰,则会导致病情加重、肺部炎症迁延不愈,甚至并发呼吸衰竭。因此,要鼓励患者进行有效的咳嗽、咳痰。具体方法如下:患者身体尽量坐直,深吸气后,用双手按压腹部,身体稍向前倾斜,连续咳嗽,咳嗽时收缩腹肌,用力将肺部深处的痰液排出。临床上通常将咳嗽训练与体位的变动、胸部叩拍和雾化吸入联合使用,以保持呼吸道清洁、通畅。

第三节　慢性阻塞性肺疾病的用药安全

医护人员应为慢性阻塞性肺疾病患者讲解药物的治疗作用、用药时间、注意事项及可能出现的不良作用,以便及早发现、及时处理。抗生素是治疗慢性阻塞性肺疾病细菌感染急性加重的重要药物,但慢性阻塞性肺疾病稳定期无须应用抗生素。医护人员应指导患者避免盲目应用抗生素,教会其识别慢性阻塞性肺疾病的急性期和稳定期,以及有效吸入药物的方法。吸入支气管扩张剂可直接到达作用部位,剂量小、起效快、全身不良反应少。患者在出现咳嗽、咳痰时,不要盲目使用镇咳药,尤其是避免使用强力镇咳药,因其可诱发痰液潴留,加重病原微生物感染和增加气道阻力。

一、稳定期治疗用药安全

1. 教育和劝导患者戒烟;因职业或环境粉尘、刺激性气体所致者,应脱离污染环境。

2. 支气管扩张剂包括短期按需应用以暂时缓解症状以及长期规划应用以减轻症状。

(1)β_2肾上腺素受体激动剂　①主要药物:沙丁胺醇(salbutamol)气雾剂,每次$100\sim200\mu g$($1\sim2$喷),定量吸入,疗效持续$4\sim5h$,每24h不超过$8\sim12$喷。特布他林(terbutaline)气雾剂亦有相同作用。沙美特罗(salmeterol)、福莫特罗(formoterol)等长效β_2肾上腺素受体激动剂每日仅需吸入2次。②不良反应与注意事项:β_2肾上腺素受体激动剂对心脏的作用较轻,但在大剂量或注射给药时,仍可引起心脏反应,特别是原有心律失常的患者。β_2肾上腺素受体激动剂可激动骨骼肌慢收缩纤维的β_2受体,引起肌肉震颤,好发部位在四肢与面颈部,轻者可感不适,重者影响生活与工作。β_2肾上腺素受体激动剂可增加肌糖原分解,引起血乳酸、丙酮酸水平升高,并产生酮体;过量应用或与糖皮质激素合用时,可能引起低钾血症。

(2)抗胆碱药　抗胆碱药是慢性阻塞性肺疾病常用的治疗药物。①主要药物:异丙托溴铵(ipratropium)气雾剂,定量吸入,起效较沙丁胺醇慢,持续$6\sim8h$,每次$40\sim80\mu g$,每日$3\sim4$次。长效抗胆碱药有噻托溴铵(tiotropiumbromide),可选择性作用于M_1、M_3受体,每次吸入$18\mu g$,每日1次。②不良反应与注意事项:具有抗胆碱药的特点,可引起心悸、头痛、头晕、神经质、恶心、呕吐、消化道疼痛、震颤、视物模糊、口干、咳嗽、排尿困难、呼吸道症状加重以及皮疹等不良反应。需要注意的是,闭角性青光眼、前列腺肥大和幽门梗阻等患者禁用。

(3)茶碱类　①主要药物:茶碱缓释片或控释片,每次$0.2g$,每12h 1次。氨茶碱(aminophylline),每次$0.1g$,每日3次。②不良反应与注意事项:常见的不良反应为恶心、胃部不适、呕吐、食欲减退;也可引起头痛、烦躁、易激动;此外,血中茶碱浓度升高还可引起心血管不良反应。

3. 使用祛痰药

对于痰不易咳出者,可应用祛痰药治疗。①主要药物:盐酸氨溴索(ambroxol),每次30mg,每日3次。N-乙酰半胱氨酸,每次0.2g,每日3次。羧甲司坦(carbocisteine),每次0.5g,每日3次。稀化黏素,每次0.3g,每日3次。②不良反应与注意事项:氨溴索主要表现为胃部灼烧、消化不良及皮疹等轻微不良反应,偶会引起过敏性休克和呼吸困难等严重不良反应。N-乙酰半胱氨酸可引起呛咳、支气管痉挛、恶心、呕吐等不良反应,减量或停药即可缓解。

4. 使用糖皮质激素

糖皮质激素用于重度和极重度患者(Ⅲ级和Ⅳ级),以及反复加重的患者。有研究显示,长期吸入糖皮质激素与长效 β_2 肾上腺素受体激动剂联合制剂,可增加运动耐量,降低急性加重的发作频率,提高生活质量,甚至部分患者的肺功能可得到改善。①主要药物:沙美特罗加氟替卡松、福莫特罗加布地奈德。②不良反应与注意事项:吸入型糖皮质激素在口咽局部的不良反应包括声音嘶哑、咽部不适和念珠菌定植、感染。患者在吸入药物后应及时用清水含漱口咽部。此外,长期使用较大剂量吸入型糖皮质激素者亦可能出现医源性库欣综合征表现。

5. 进行长期家庭氧疗(long-term oxygen therapy,LTOT)

LTOT可延长有低氧血症的慢性阻塞性肺疾病患者的生存时间,改善患者的认知能力,减少慢性阻塞性肺疾病患者急性加重的发生,降低患者因急性加重而住院的频率,减轻患者的医疗负担。LTOT可提高慢性阻塞性肺疾病慢性呼吸衰竭者的生活质量和生存率,且对血流动力学、运动能力、肺生理和精神状态均会产生有益的影响。长期家庭氧疗的指征包括:① $PaO_2 \leqslant 55mmHg$ 或 $SaO_2 \leqslant 88\%$,有或没有高碳酸血症。② PaO_2 55~60mmHg,或 $SaO_2 < 89\%$,并有肺动脉高压、心力衰竭水肿或红细胞增多症(血细胞比容>0.55)。一般采用鼻导管吸氧,氧流量为1.0~2.0L/min,吸氧时间为10~15h/d。吸氧的目的是使患者在静息状态下达到 $PaO_2 \geqslant 60mmHg$ 和(或)使 SaO_2 升至90%。

二、急性加重期治疗用药安全

急性加重是指咳嗽、咳痰、呼吸困难比平时加重,或痰量增多或成黄痰,通常需要改变用药方案。

(1)确定急性加重期的原因及病情严重程度,最常见的急性加重原因是细菌或病毒感染。

(2)根据病情严重程度决定门诊或住院治疗。

(3)支气管扩张剂使用同稳定期。对于有严重喘息症状者,可给予较大剂量雾化吸入治疗,如应用沙丁胺醇 $500\mu g$ 或异丙托溴铵 $500\mu g$,或沙丁胺醇 $1000\mu g$ 加异丙托溴铵 $250\sim500\mu g$,通过小型雾化器吸入治疗以缓解症状。

(4)低流量吸氧。对于发生低氧血症者,可给予鼻导管吸氧,或通过文丘里(Venturi)面罩吸氧。在鼻导管给氧时,吸入的氧浓度与氧流量有关,估算公式:吸入氧浓度(%)=21+4×氧流量(L/min)。一般吸入氧浓度为28%~30%,应避免吸入氧浓度过高而引起二氧化碳潴留。

（5）抗生素的应用。当患者呼吸困难加重，咳嗽伴痰量增加、有脓性痰时，应根据患者所在地常见病原菌类型及药物敏感情况积极选用抗生素治疗，如给予β-内酰胺类/β-内酰胺酶抑制剂，第二代头孢菌素、大环内酯类或喹诺酮类。如门诊可用阿莫西林/克拉维酸钾，头孢唑肟 0.25g，每日 3 次；或头孢呋辛 0.5g，每日 2 次；或左氧氟沙星 0.4g，每日 1 次；或莫西沙星或加替沙星 0.4g，每日 1 次。对于病情较重者，可应用第三代头孢菌素如头孢曲松钠 2.0g 加于生理盐水中静脉滴注，每日 1 次。对于住院患者，应根据疾病严重程度和预计的病原菌积极给予抗生素，一般多采用静脉滴注给药。若找到确切的病原菌，则根据药敏结果选用抗生素治疗。

（6）对于需住院治疗的急性加重期患者，可考虑口服泼尼松龙 30～40mg/d，也可静脉给予甲泼尼龙 40～80mg，每日 1 次。连续 5～7 天。

（7）祛痰剂，如溴己新 8～16mg，每日 3 次；盐酸氨溴索 30mg，每日 3 次，酌情选用。

三、常用吸入剂的种类和使用方法

对于慢性阻塞性肺疾病患者，通常需要使用吸入剂进行治疗。吸入剂具有起效快、剂量小、药物局部浓度高、全身不良反应少等优点。社区医生应熟悉吸入药物的正确使用方法。常用的吸入装置有压力定量气雾吸入器（metered dose inhalers，MDI）、药粉吸入器（如碟式准纳器、药粉吸入器）和由吸气触发的定量吸入装置（如信必可都保系列）等。吸入疗法的关键在于患者必须熟练地掌握吸入技术。社区医生要教会所管理的慢性阻塞性肺疾病患者正确使用吸入装置，并在随访过程中检查和更正患者的使用方法，确保患者正确掌握吸入技术。

（一）常用的吸入药物

（1）β_2 受体激动剂　　其作用是直接扩张支气管平滑肌，达到解痉作用。如沙丁胺醇气雾剂（舒喘灵）、沙美特罗气雾剂。

（2）M 受体拮抗剂　　它通过抑制迷走神经而控制支气管痉挛的发生。如噻托溴铵粉吸入剂、溴化异丙托品气雾剂。

（3）皮质激素类　　有较强的抗炎作用，可解除支气管痉挛。如布地奈德气雾剂（普米克）、丙酸氟替卡松气雾剂（辅舒酮）。

（4）糖皮质激素和长效 β_2 受体激动剂联用　　两者具有协同的抗炎和平喘作用，可获得相当于（或优于）应用加倍剂量吸入型糖皮质激素的疗效，可增加患者的依从性，减少较大剂量糖皮质激素引起的不良反应。如沙美特罗替卡松粉吸入剂（舒利迭）、布地奈德福莫特罗粉吸入剂（信必可都保吸入剂）。

吸入治疗的效果与吸入装置及正确的使用方法有关，现将常用吸入装置及正确的使用方法作一介绍。

（二）压力定量气雾吸入器的使用方法

压力定量气雾吸入器（见图 7-1）是由药物、推进剂、表面活性物质或润滑剂三种成分组成的。

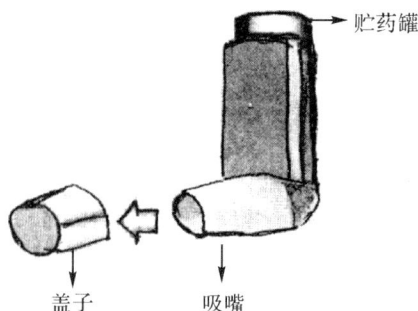

图 7-1　压力定量气雾吸入器示意图

压力定量气雾吸入器的使用方法(见图 7-2)如下:

(1)移去套口的盖,使用前轻摇贮药罐使之混匀。

(2)头略后仰并缓慢地呼气,尽可能呼出肺内空气。

(3)(4)将吸入器吸嘴紧紧含在口中,并屏住呼吸,以示指和拇指紧按吸入器,使药物释出,并同时做与喷药同步的缓慢深吸气,最好大于 5s(有的装置带笛声,没有听到笛声则表示未将药物吸入)。

(5)尽量屏住呼吸 5~10s,使药物充分分布至下气道,以达到良好的治疗效果。

(6)慢慢呼气。

注意事项:将盖子套回吸嘴上。用清水漱口,去除上咽部残留的药物。

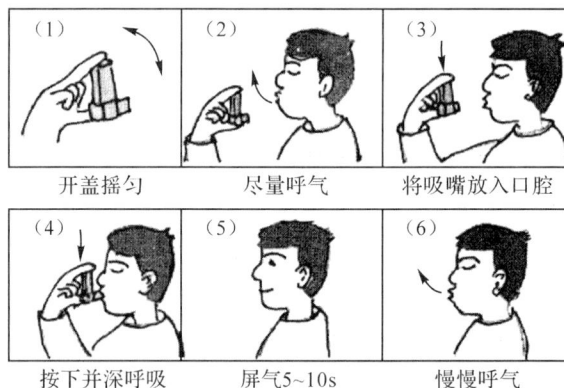

图 7-2　压力定量气雾吸入器使用方法示意图

(三)储存剂量型涡流式药粉吸入器的使用方法

储存剂量型涡流式药粉吸入器(见图 7-3),商品译名都保,如普米克都保、奥克斯都保。储存剂量型涡流式药粉吸入器是由吸入气流驱动的,即当患者通过吸嘴吸药时,药物将随吸入气流进入气道。储存剂量型涡流式药粉吸入器是一种多剂量微量吸入器。当采用都保吸药时,药粉会被气流带至肺部。需要注意的是,经吸嘴吸药时吸气一定要有力且深长。在首次使用本品前,需要对装置进行初始化。

1. 初始化的操作步骤

(1)旋松并拔出瓶盖。

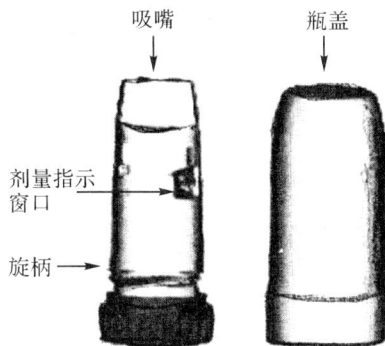

图 7-3　储存剂量型涡流式药粉吸入器示意图

（2）握直储存剂量型涡流式药粉吸入器，握住旋柄部分和中间部分，向某一方向旋转到底，再向其反方向旋转到底。在此过程中会听到一次"咔嗒"声。

（3）重复步骤（2）一次。

（4）在完成（2）和（3）两个步骤后，初始化即完成。

2. 完成初始化后的操作步骤（见图 7-4）

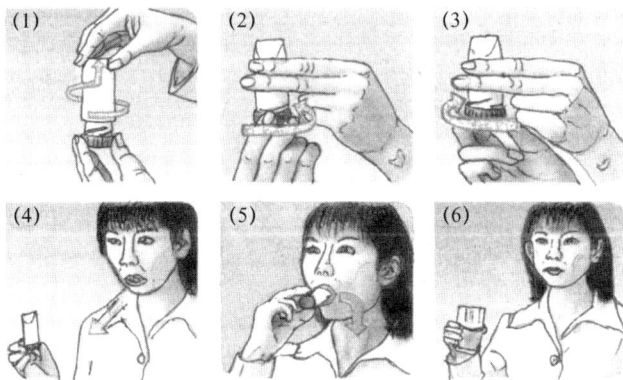

图 7-4　储存剂量型涡流式药粉吸入器使用方法示意图

（1）旋转并移去瓶盖，检查剂量指示窗，观察是否还有足够剂量的药物。

（2）一手握住储存剂量型涡流式药粉吸入器，另一手握住底盖，先向右转到底。

（3）再向左转到底，听到"咔"一声，即完成一次剂量的充填。

（4）吸入之前，先轻轻地呼出一口气（避免对吸嘴吹气），然后将吸嘴含于上下齿之间，双唇包住吸嘴，深深地吸口气（注意不要用力咬吸嘴），即完成一次吸入动作。深吸气的目的是使药粉可以深入肺部以达到良好的治疗效果。由于药粉量很少，因此每次吸入时，患者可能感觉不到吸入了药粉，但是只要按步骤操作就可吸入所需要的剂量。

（5）吸药后，从嘴唇移走吸入瓶，屏气 5～10s，然后缓缓呼气。用完后将瓶盖盖紧。

（6）10min 后，用温水漱口以保持口腔清洁。

3. 储存剂量型涡流式药粉吸入器使用的注意事项

（1）在停用储存剂量型涡流式药粉吸入剂（如布地奈德福莫特罗粉吸入剂）时，需要逐渐减少剂量。

（2）储存剂量型涡流式药粉吸入剂（如布地奈德福莫特罗粉吸入剂）不应在疾病加重时开始使用。

（3）储存剂量型涡流式药粉吸入剂（如布地奈德福莫特罗粉吸入剂）与其他吸入治疗一样，可发生反常的支气管痉挛现象。患者在吸入药物后喘鸣可立刻加重，若发生严重反应，则应重新评价治疗方案，并在必要时采用替代疗法。

（4）任何吸入皮质激素都可发生全身作用，特别是在长期使用高剂量时，且这些作用在吸入时的发生率要比口服给药低得多。可能的全身作用包括肾上腺功能抑制、骨密度下降、白内障和青光眼。在治疗过程中，吸入皮质激素应调节至最小有效维持剂量十分重要。

（5）如果有任何理由怀疑在过去使用全身皮质激素造成肾上腺功能损害，那么在换用储存剂量型涡流式药粉吸入剂（如布地奈德福莫特罗粉吸入剂）治疗时应慎重。

（6）吸入储存剂量型涡流式药粉吸入剂（如布地奈德福莫特罗粉吸入剂）治疗的益处是可以减少口服皮质激素的应用，但从口服皮质激素转为吸入皮质激素时，在很长一段时间内肾上腺储备功能受损的风险仍然存在。

（7）储存剂量型涡流式药粉吸入剂（如布地奈德福莫特罗粉吸入剂）和所有的 β_2-受体激动剂一样，糖尿病患者在使用时需要加强对血糖的控制。

（8）为了减少口咽部念珠菌感染的风险，应告知患者在每次用药后用清水漱口。

（9）清理吸嘴的方法：用手握住吸嘴往外压，即可把吸嘴拿下，然后用干布把吸嘴下方内侧的药粉擦干净，切勿用水清洗。应告知患者勿拆装储存剂量型涡流式药粉吸入器装置的任何部分。

（10）观察吸入器的药物存量，当红色记号刚好在吸入器指示窗口出现时，吸入器内还剩 20 个剂量。当红色记号到达指示窗口底线时，表明吸入器已空。注意：摇动吸入器所听到的声音不是由药物产生的，而是由干燥剂产生的。

（四）碟式准纳器的使用方法

碟式准纳器（见图 7-5）也是国内常用的一种干粉吸入器，是通过患者主动吸入空气的动能来分散药物微粒，干粉雾颗粒的流速与患者的吸气流速相吻合。

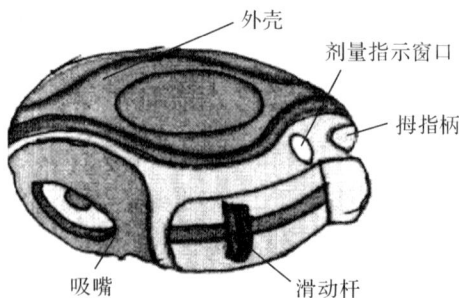

图 7-5　碟式准纳器示意图

1.吸药的操作步骤(见图 7-6)

(1)用一只手握住外壳,另一只手的拇指放在手柄上,向外推动拇指直至完全打开。

(2)向外推动滑动杆至发出"咔嗒"声,说明一标准剂量的药物已备好以供吸入。患者尽量呼气,但切记不要将气呼入准纳器中。

(3)吸入之前,先轻轻地呼出一口气(切勿对吸嘴吹气)。

(4)将吸嘴放入口中,深深地、平稳地吸入药物。将准纳器从口中拿出,继续屏气约10s,之后缓慢恢复呼气。

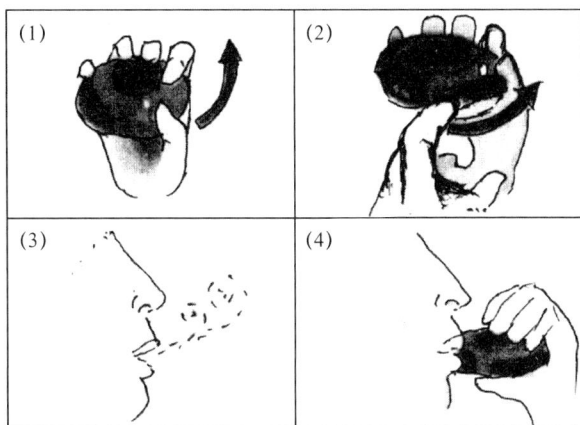

图 7-6　碟式准纳器使用方法示意图

2.吸药完成后的操作步骤

(1)关闭准纳器,将拇指放在手柄上,往后拉手柄至发出"咔嗒"声,表示准纳器已关闭,滑动杆自动复位,准纳器又可于下次吸药时使用。

(2)用清水漱口,去除上咽部残留的药物。

(五)药粉吸入器的使用方法

药粉吸入器的使用方法(见图 7-7):

(1)(2)向上拉打开防尘帽,然后打开吸嘴。

(3)从疱状包装中取出 1 粒胶囊(只在用前即刻取出),将其放入中央室中,无论以何种方式放置胶囊均可。

(4)用力合上吸嘴直至听到一声"咔嗒"声,保持防尘帽敞开。

(5)手持药粉吸入器装置,使吸嘴向上,将绿色刺孔按钮完全按下 1 次,然后松开。这样可在胶囊上刺出许多小孔,当吸气时药物便可释放出来。

(6)完全呼气,先做一次深呼吸。同时,应避免呼气到吸嘴中。举起药粉吸入器装置放到嘴上,用嘴唇紧紧含住吸嘴,保持头部垂直,缓慢地深吸气,其速率应足以听到胶囊振动。吸气至肺部完全充满时,尽可能长时间地屏住呼吸,同时从嘴中取出药粉吸入器装置。之后患者重新开始正常呼吸。重复步骤(5)和步骤(6)一次,胶囊中的药物即可完全吸出。

(7)再次打开吸嘴,倒出已使用的胶囊并弃之。关闭吸嘴和防尘帽,将药粉吸入器装置保存起来。

(8)每月清洁装置一次。

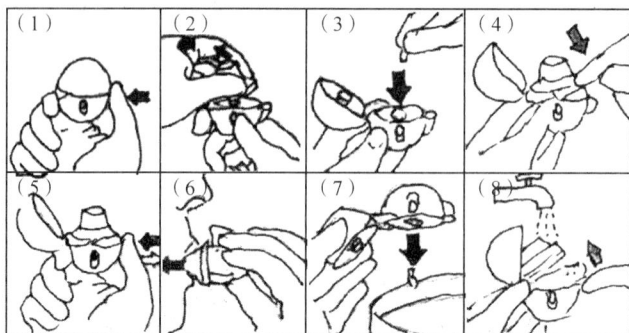

图7-7 药粉吸入器使用方法示意图

另外,应提高慢性阻塞性肺疾病患者的依从性。多数慢性阻塞性肺疾病患者往往待症状稍有好转,即会随意停用药物,从而导致疾病反复发作,甚至病情加重。因此,慢性阻塞性肺疾病患者的用药依从性至关重要。提高慢性阻塞性肺疾病患者依从性的主要措施有:①加强健康宣教,告知患者慢性阻塞性肺疾病是一种可防可治的疾病,增强患者的信心。②制订个体化给药方案,定期监测肺功能,依据监测结果设计不良反应最小、治疗效果最佳的治疗方案。③慢性阻塞性肺疾病是一种不完全可逆的疾病,会出现反复发作,使患者产生各种不良的心理情绪,故医护人员须定期回访或定期复查,重视患者的心理健康,建立医患互信关系。

第四节　慢性阻塞性肺疾病药膳的应用

一、常用的药食同用中药

肺主一身之气。肺司呼吸,肾主纳气。肺肾配合,共同完成呼吸运动。肝主疏泄,促使全身气机条畅。肺气充足主要靠脾来营养,如果脾气虚弱,运化失健,就会导致水湿内停,出现咳喘、痰多、水肿、倦怠等症状。而肾气不足会导致气逆不降,出现咳嗽、气喘、胸闷等症状。脾肾阳虚不能正常温运水湿,水湿凝聚成痰,痰浊内伏于肺,就会引起肺部疾病。中医在治疗肺部疾病时注重以温补肝肾、健脾为主,扶阳正气为本,从而缓解缺氧状态,改善肺功能,提高肺组织的抗氧化能力。

常用的药食同用中药有以下几种:

(1)山药　山药味甘,性平,不燥不腻,入肺、脾、肾经。山药主治脾胃虚弱、倦怠无力、食欲不振、肺气虚燥、痰喘咳嗽、肾气亏耗。山药中含有大量的维生素及微量元素,其有补脾胃、益肺肾的作用。

(2)覆盆子　覆盆子性微热,味甘、辛,归肾、膀胱经,可以补肝肾,强化肝脏功能。

（3）茯苓 茯苓可开胃，止呕逆，安心神，具有健脾、补中气的作用。茯苓主治肺痿痰壅。茯苓含有大量蛋白质、脂肪、卵磷脂、胆碱、钾盐、多种微量元素，可补充多种人体所需的营养成分。

（4）黑芝麻 黑芝麻可补肺益脾，滋补肝肾，具有润五脏、益气力、长肌肉、填脑髓的作用，可用于治疗肝肾精血不足。黑芝麻含有大量脂肪和蛋白质，此外还含有糖类、维生素A、维生素E、卵磷脂、钙、铁、铬等营养成分，具有加速机体代谢的功能。

（5）枸杞子 枸杞子性甘、平，归肝、肾经，具有滋补肝肾、益精明目、生津止渴、润肺化痰的功效，可用于治疗虚劳精亏，腰膝酸痛，眩晕耳鸣，内热消渴，血虚萎黄，目昏不明。

（6）佛手 佛手性辛、苦、温，入肝、脾、肺、胃经，具有疏肝和胃、燥湿化痰、行气化痰的功效，对湿痰停聚的咳喘胸闷、痰多等有效。

二、常用药膳食谱

在日常饮食中，患者可为自己设定几个食疗餐谱，以养阴清肺、温补脾胃为主，对身体进行调理。以下几个食疗餐谱可供借鉴。

（1）鲜百合粥 鲜百合具有润肺止咳、清心除烦的功效，可以起到止咳、化痰、安神、消除烦躁的作用。

（2）山药枸杞粥 山药可养肺阴，温补脾胃；枸杞子可补肾。长期服用山药枸杞粥可有补正气、驱邪气的功效，且能补充维生素和微量元素，增强人体的免疫功能。

（3）糖梨萝卜汤 选用糖梨1～2个，萝卜若干块熬成汤，可以起到清肺、止咳、行气的作用。糖梨萝卜汤为餐桌上常见的润肺汤。糖梨性稍偏寒，润肺、止咳优胜于其他品种梨。

（4）胡萝卜粥/汤 胡萝卜含有大量维生素和抗氧化营养素，做汤或熬粥均可，以增强肺部组织的抗氧化能力。

第五节 慢性阻塞性肺疾病的传统体育保健

传统体育保健是指具有保健强身作用的以肢体活动为主要形式的一种自我锻炼方法。传统的体育保健法常与意识、呼吸、自我按摩相结合进行，用于锻炼身体、增强体质、调摄精神、舒畅情志、防治疾病。体育锻炼有助于人体气血的流通、脏腑器官功能的增强和健康的保持。体育锻炼可增强慢性阻塞性肺疾病患者的体力，促使其早日康复，延年益寿。国家体育总局试行推广易筋经、五禽戏、六字诀和八段锦四种健身气功法，并规定了相关定式动作，在我国流传广泛，健身效果明显，在健身术中占有重要地位。另外，太极拳与太极扇也是适合老年人的传统体育保健项目。此外，传统体育保健还可延缓机体衰老。总之，体育锻炼养生保健、预防治疗疾病等作用得到了人们的广泛认可。

一、易筋经

易筋经是以自身形体活动、呼吸吐纳、心理调节相结合为主要运动形式的民族传统体育项目,是中华悠久文化的组成部分。国家体育总局组织专家在传统易筋经的基础上编创的"健身气功·易筋经",规范了功法套路、练习要求和教学辅导,具有内容充实、安全易学、效果显著的特点。

易筋经共计十二式:第一式韦驮献杵,第二式横担降魔杵,第三式掌托天门,第四式摘星换斗,第五式倒拽九牛尾,第六式出爪亮翅,第七式九鬼拔马刀,第八式三盘落地,第九式青龙探爪,第十式卧虎扑食,第十一式打躬,第十二式掉尾。老年人的肌力逐渐衰退,常伴有骨质疏松,其活动能力减弱,甚至丧失独立活动能力。练习易筋经,每周 3 次,每次 1h,坚持 12 周,可以有效提高老年患者的下肢肌力。

二、五禽戏

五禽戏是中国传统导引养生的一个重要方法,其创编者是东汉医家华佗。华佗在《庄子》"二禽戏"("熊经鸟伸")的基础上创编了"五禽戏":一曰虎,二曰鹿,三曰熊,四曰猿,五曰鸟。

2001 年,国家体育总局健身气功管理中心成立后,委托上海体育学院迅速开展了五禽戏的挖掘、整理与研究工作。2003 年,编写出版了《健身气功·五禽戏》。"健身气功·五禽戏"其动作编排按照《三国志》的虎、鹿、熊、猿、鸟的顺序,动作数量按照南北朝陶弘景《养性延命录》的描述,每戏两动作,共 10 个动作,分别仿效虎之威猛、鹿之安舒、熊之沉稳、猿之灵巧、鸟之轻捷,力求蕴涵"五禽"的神韵。2011 年,五禽戏被国务院批准确定为第三批国家级非物质文化遗产项目。

三、六字诀

六字诀,即六字诀养生法,是我国古代劳动人民流传下来的一种养生方法。它的特点是通过呼吸导引,充分诱发和调动脏腑的潜在能力来抵抗疾病的侵袭,强化人体内部的组织功能,防止随着年龄的增长而出现过早衰老。六字诀是一种气功,通过呬、呵、呼、嘘、吹、嘻六个字的不同发音口型,唇齿喉舌的用力不同,以牵动不同的脏腑经络气血的运行。六字诀全套练习每个字做 6 次呼吸,早晚各练 3 遍,日久可见功效。

四、坐式八段锦

2010 年,国家体育总局健身气功管理中心委托北京体育大学对传统八段锦进行了重新整理与研究,将之定名为"健身气功·八段锦"和"健身气功·十二段锦"。其中,坐式八段锦是流传最广、对导引术发展影响最大的一种,因其运动量较小,故适合中重度稳定期慢性阻塞性肺疾病患者康复锻炼。其功法与口诀如下:闭目冥心坐,握固静思神;叩齿三十六,两手抱昆仑;左右鸣天鼓,二十四度闻;微摆撼天柱;赤龙搅水浑,漱津三十六,神水满口匀,一口分三咽,龙行虎自奔;闭气搓手热,背摩后精门;尽此一口气,想火烧脐轮;左右辘轳转,两脚放舒伸;叉手双虚托,低头攀足频;以候逆水上,再漱再吞津;如此三度毕,神水九次吞,咽下汩汩响,百脉自调匀;河车搬运讫,发火遍烧身。邪魔不敢近,梦寐不能昏,寒暑不能入,灾病不能迍。子前午后作,造化合乾坤;循环次第转,八卦是良因。

1. 坐式八段锦的内容

(1)闭目冥心坐,握固静思神:端坐或单盘坐式,两手轻握置于小腹前,全身放松,意守丹田,目微闭下视或视前方,逐步改用腹式深呼吸,松静自然坐 3～5min。

(2)叩齿三十六,两手抱昆仑(即头):叩齿 36 次,舌舐上腭或搅动,候唾液充满,分 3 次咽下,然后两手十指交叉,掌心向下,双臂上升,经头顶下落到枕骨处,两掌心紧贴后脑向前用力按压头和颈,随后头颈用力后仰,反复 20 次,俯呼仰吸,动作要慢,伴有颈椎病或肩周炎者更宜慢柔。

(3)左右鸣天鼓,二十四度闻:原式不变,两手心压住两耳,五指松开,示指压在中指上,示指用力一弹,叩击在枕骨下玉枕穴处,两耳有咚咚之声,共叩 24 次。

(4)微摆撼天柱,赤龙搅水津:双手经胸前下放至小腹前大腿根处,手指交叉,手心向上,低头,扭颈,向左右转后看,肩亦随头左右摇摆,各 24 次(天柱即颈椎)。再闭口搅动舌,鼓漱 36 次,分 3 次咽津送丹田。

(5)背后摩精门,想火烧脐轮:双手搓热,双掌快速翻后按住后腰肾俞穴(即两侧腰眼),用力摩按 36 次,使腰部发热,再运胸腰部之火,下至丹田,使丹田发热。

(6)左右辘轳转,双足可舒伸:两手自腰部移至胸前,臂肘 90°角,五指自然弯曲半握拳。两腿平伸坐,膝不弯,上身左右转圈,左转 36 次,再右转 36 次,上身随摇转前俯后仰,前后幅度不宜过大。

(7)叉手双虚托,低头攀足频:两手指交叉,翻掌举头过顶,掌心朝天,提肛提腰用力上托 9 次。稍停片刻,双手分开,弯腰身前屈攀住脚趾(膝不弯曲),共 12 次。再收足端坐或盘坐。

(8)神水九吞咽,发火遍烧身:再次搅舌,咽津,心想脐下丹田热,传遍全身,身体轻微摆动转动,对丹田热不可刻意追求。

2. 坐式八段锦练习的注意事项

(1)坐式八段锦包括静坐、咽津、按摩等许多功法,因人制宜,不一定全套锻炼,可先选择适宜的一两项或几项练习,运动量以不感到疲乏为度。

(2)坐式八段锦中所述之丹田,是指下丹田,在脐下 3 寸关元穴处。对丹田意守,就是把注意力集中到脐下这个部位,如此可以入静,更加有助于腹式呼吸。对丹田热不可刻意追求,意思是这个部位有感觉就守,没感觉就不要空守。注意力过分集中,大脑也会因紧张而产生疲劳,故要"似守非守",可守可不守。如果有了某些感觉,内气在流动,就"意随气行",无须再守这一固定部位。如果出现某些幻觉、幻视、幻听、幻象,只需看作是大脑某些潜意识的反射,任其自去,则极少出现"走火入魔"现象。

(3)坐式八段锦注重柔和,练习时不可用力,动作宜柔、宜缓,呼吸匀静细长,快慢同于体操。其坐式较多,可散坐、端坐、单盘坐、双盘坐或随意坐等,以端坐或单盘坐易练习。

五、太极拳和太极扇

太极拳是一种武术项目,也是一种体育运动和健身项目,在我国具有悠久的历史。养生太极拳是一种身心兼修的练拳健身运动。练拳时注重意气运动,以心行气,疏通经络,平衡阴阳气血,以提高阴阳平衡能力,即现代医学所说的抗病康复能力和免疫力。练养生太极拳具有疗疾健身、修身养性、健美益智、激发潜能、技击防卫的功效,从而达到维持健康、提升气质、提高生活质量的目的。太极拳适合绝大多数人习练。太极拳讲究的是防病健体,怡神养性。从防病以及养生目的来说,无年龄限制,老少皆宜。太极拳流派众多,但是万变不离其宗。

为了推广太极拳运动,我国于1956年在杨式太极拳的基础上,经过删减,选取24式,编成"24式简化太极拳"。又于1979年吸取陈氏、杨氏、吴氏和武式太极拳的长处,编成"48式简化太极拳"。此外,还有"74式太极拳""88式太极拳""109式养生太极拳"等供居民选择练习。国内相关研究显示,中重度的慢性阻塞性肺疾病患者经过为期8周的太极拳训练,在运动耐力、呼吸困难、生活质量等方面均获得改善。因此,太极拳是一种较好的肺康复训练形式。

太极扇属于太极拳中器械的一种,其创编目的与太极拳一致,即修身健体、祛病强身。太极扇是一种风格独特的武术健身项目,它融合了太极拳与其他武术、舞蹈的动作,太极与扇的挥舞动作结合之下,刚柔并济、可攻可守,充满了飘逸潇洒的美感与武术的阳刚威仪,是兼具观赏性和艺术性的健身运动。此外,太极拳的器械还有刀、剑、鞭杆、拂尘等。

第六节　慢性阻塞性肺疾病的心理卫生

一、慢性阻塞性肺疾病常见的心理健康问题

慢性阻塞性肺疾病患者长期遭受疾病折磨,病情反复发作、迁延不愈,甚至进行性加重,可明显加重患者的心理负担,给患者精神上造成极大伤害。因此,患者常对治疗失去信心,表现为失望、抑郁、沉默少语、表情淡漠;或表现为焦虑、烦燥,遇事易激怒,多数患者因出现焦虑、抑郁等障碍而不配合肺康复及其他相关治疗。此外,患者常会与亲属、病友及医护人员发生冲突。慢性阻塞性肺疾病患者在活动后可引起气促,不能参加正常的社会活动,严重者甚至连日常生活都需要他人照顾。而患者若不能经常得到家人、朋友和社会的帮助、支持,则往往会感到孤独无助。

抑郁已经成为慢性阻塞性肺疾病后发生恶性并发症的独立预测因子,提示抗抑郁治疗可能成为提高慢性阻塞性肺疾病患者生活质量、改善预后的有效手段。

积极的心理因素可缓解心理应激源的冲击,能缓解患者的抑郁症状,唤起患者积极的适应应对机制。慢性阻塞性肺疾病患者多存在抑郁症状,积极的心理护理干预能有效改善肺功能,缓解抑郁症状,从而改善预后。

二、慢性阻塞性肺疾病的心理健康干预

医护人员面对的慢性阻塞性肺疾病患者是一个个有思想、意志、情趣、能力、性格,但失去了身心平衡的人。患者有与常人相同的各种需要,还有因心理不平衡、躯体功能障碍需依赖他人的同情、支持、帮助等特殊的心理需要。因此,必须根据患者的心理特点加以疏导,指导患者逐步消除情绪紧张和心理应激,避免不良的精神刺激,保持乐观、自信的心态和有规律的生活。鼓励患者树立信心,积极配合治疗,尽量排除恐惧、忧虑的心情。医护人员可通过诚恳、自然、友好的语言和轻柔、庄重、认真的举止及乐观向上、开朗活泼的精神面貌树立患者的治疗信心,使患者尽快摆脱不良心理状态的困扰,学会自我控制、自我激励、自我解脱,提高社会适应能力,促进身心障碍早日康复。

在临床工作中,医护人员应常规评价患者的心理障碍状况。对于轻度患者,可通过交流、诱导、启发、激励等心理支持帮助患者树立信心,变被动为主动。对于存在严重心理障碍的患者,应行专业的心理治疗。对于住院患者,可进行集体的康复治疗,有利于患者克服心理障碍,主动配合治疗。

对于慢性阻塞性肺疾病患者,常采用常规疗法进行治疗,包括平喘、祛痰、抗炎、纠正电解质紊乱、营养支持,以及生活行为干预、饮食干预、并发症干预等。在此基础上,积极的心理干预,为患者讲解慢性阻塞性肺疾病的相关知识、治疗方法及成功治愈的病例,均可提高患者对疾病的认识程度,消除抑郁、恐惧心理。医护人员应掌握沟通交流的技巧,聆听患者的主诉,倾听患者的苦闷,使其宣泄抑郁、焦虑的情绪,并给予理解和同情,使其心理得到放松。医护人员应为患者创造良好的环境,保持病室安静、床铺整洁舒适,以减少不良的心理刺激。医护人员应帮助患者分析引起抑郁、焦虑的原因,鼓励其表达情绪和情感,尽量满足患者合理的需求,使患者保持良好的心态。亲近对慢性阻塞性肺疾病患者而言非常重要,医护人员可利用适当的非语言交流技巧,使患者感受到关爱和支持,从而保持心境开朗。

要建立良好的医患和护患关系,使患者树立起对医护人员的信任感和依赖感。医护人员应帮助患者树立治病信心,消除其不良的心理情绪,促使早日康复。医护人员应帮助患者及其家属之间保持和睦关系,帮助解决家庭冲突。此外,医护人员应尽力保护患者自身及其在家庭中的地位和价值。

慢性阻塞性肺疾病患者,尤其是病情严重者往往因疾病所困,很少参与休闲、娱乐活动。休闲和娱乐活动有助于患者陶冶情操,调整情绪,保持良好的心境。常见的令人愉悦的休闲活动包括业余爱好、志愿工作和旅游等。娱乐是休闲的参与形式,包括业余爱好和更多的身体活动或体育爱好,只有真正地参与了休闲活动,才能获得愉快的感觉。

慢性阻塞性肺疾病患者在旅游时常会面临一些特殊的风险和挑战,故医护人员应采取旅游健康风险预防措施,实施将休闲和娱乐活动融入慢性阻塞性肺疾病患者日常生活的策略。对于大多数慢性阻塞性肺疾病患者而言,旅游是可以参与的,而事先仔细地做好行程规划可使旅游健康风险降至最低。

第七节　慢性阻塞性肺疾病保健相关问题的指导

一、无创性正压通气

慢性阻塞性肺疾病患者存在不同程度的气流受限,这与肺动态过度充气有关。在运动条件下,慢性阻塞性肺疾病患者需要更大的潮气量以满足运动过程中的通气需要,因而呼吸做功增加,致使呼吸肌易出现疲劳。运动过程中的无创性正压辅助通气可减少患者的呼吸做功,增加通气量,有效缓解呼吸肌疲劳,从而减轻运动时的气短症状,延长运动时间,增加运动耐量。相关研究发现,对于稳定期重度慢性阻塞性肺疾病患者,短期应用经鼻无创性正压辅助通气可以提高其运动强度。无创性正压通气模式可选择压力支持通气(PSV)和成比例辅助通气(proportional assist ventilation,PAV),并联合呼气末正压通气(positive end expiratory pressure,PEEP),吸气相压力支持可改善通气,呼气相压力支持有利于改善换气功能,提高血氧分压。一项为期29天的无创性正压通气下进行肺康复的前瞻性对照研究显示,患者的 FEV_1、血气、健康相关生活质量等指标均明显得到改善。

二、吸入支气管扩张剂

支气管扩张剂能改善慢性阻塞性肺疾病患者的气流受限,从而满足运动过程中增加的通气需要。但是,由于慢性阻塞性肺疾病患者多存在下肢等部位的肌肉疲劳,而后者会影响运动的强度和时间,使患者不能充分地从支气管扩张剂中受益,但肌肉疲劳可通过运动锻炼得到改善。因此,应用支气管扩张剂和运动锻炼具有协同作用。已有证据表明,即使对于重度慢性阻塞性肺疾病患者,在使用支气管扩张剂的条件下,肺康复依然有效。此外,在运动康复前使用支气管扩张剂有利于增强患者的信心,帮助其达到所预设的运动量。

三、健康教育和管理

慢性阻塞性肺疾病患者的肺康复是一项长期的工作,而对患者进行合理有效的健康教育和管理则非常重要。通过健康教育与管理可以提高患者及相关人员对慢性阻塞性肺疾病的认识和自身处理疾病的能力,提高患者对肺康复及其他治疗方案的依从性,减少反复发作甚至急性加重,提高患者的生活质量。健康教育的内容主要包括慢性阻塞性肺疾病的病理生理与临床基础知识,戒烟,肺康复的重要性,预防、早期认识和治疗急性加重等。

四、注重慢性阻塞性肺疾病急性加重的肺康复

慢性阻塞性肺疾病急性加重是患者肺功能及生活质量下降,甚至死亡的重要原因。在不进行肺康复的条件下,虽然可采取最佳的药物治疗,但是急性加重期慢性阻塞性肺疾

病患者的肺功能和生活质量在住院期间仍会进一步恶化，且需要相当长一段时间才能恢复或不完全恢复。有学者通过回顾性队列研究 1826 例急性加重期慢性阻塞性肺疾病患者行早期肺康复运动锻炼（缓解后 10 天内进行）的可行性和效果，发现无论患者呼吸困难严重程度如何，急性加重期慢性阻塞性肺疾病患者较低强度的早期肺康复都是可行的，且可明显提高患者的运动耐力。Murphy 等通过前瞻性对照研究 31 例急性加重期慢性阻塞性肺疾病患者行早期肺康复（出院当天进行，为期 6 周）的效果，发现行早期肺康复的急性加重期慢性阻塞性肺疾病患者的运动耐力、生活质量、呼吸困难症状均有明显改善。因此，为使更多的慢性阻塞性肺疾病患者能从肺康复中受益，对于急性加重期慢性阻塞性肺疾病患者，宜早期进行康复锻炼。

五、运动康复开始时机

虽然急性加重期慢性阻塞性肺疾病患者早期肺康复的可行性和效果已得到认可，但在急性加重期何时进行早期肺康复，使患者最大限度地从肺康复中受益，目前尚没有确证。一般认为，急性加重期慢性阻塞性肺疾病患者在感染控制后就可以开始进行运动康复，这有利于缩短住院时间；对于气管插管、机械通气的患者，在感染控制后进行肺康复，有利于脱机和脱机后的咳嗽、咳痰。

六、肺通气功能监测

肺通气功能是判断气流受限的主要客观指标，对慢性阻塞性肺疾病的诊断、严重程度评价、疾病进展、预后及治疗反应等具有重要意义。

（1）第一秒用力呼气容积占用力肺活量百分比（$FEV_1/FVC\%$）是评价气流受限的一项敏感指标。第一秒用力呼气容积占预计值百分比（$FEV_1\%$ 预计值）是评估慢性阻塞性肺疾病严重程度的良好指标，其变异性小，易于操作。吸入支气管扩张剂后 $FEV_1/FVC\% < 70\%$ 及 $FEV_1 < 80\%$ 预计值者，可确定为不能完全可逆的气流受限。

（2）肺总量（TLC）、功能残气量（FRC）和残气量（RV）增高，肺活量（VC）减低，表明肺过度充气，有参考价值。由于 TLC 增加不及 RV 增加程度明显，因此 RV/TLC 增大。

七、胸部 X 线与 CT 检查

慢性阻塞性肺疾病早期 X 线胸片可无变化，以后可出现肺纹理增粗、紊乱等非特异性改变，也可出现肺气肿改变。X 线胸片改变对慢性阻塞性肺疾病诊断特异性不高，主要作为确定肺部并发症及与其他肺疾病鉴别之用。CT 检查不作为慢性阻塞性肺疾病的常规检查项目，用于有疑问病例的鉴别诊断，高分辨率 CT 对辨别小叶中心型或全小叶型肺气肿、确定肺大疱、预计肺大疱切除或外科减容手术等的效果有一定价值。

八、睡眠呼吸监测

睡眠呼吸监测适用于怀疑睡眠呼吸暂停或者睡眠时低氧血症者。慢性阻塞性肺疾病患者睡眠呼吸暂停发生率与同年龄层的普通人群大致相同，但是在两种情况并存时，睡眠中慢性阻塞性肺疾病患者的血氧饱和度下降更显著。

第八节　中医治未病思想在慢性阻塞性肺疾病防治中的应用

中医治未病思想是中医学一个极为重要的思想,起源于《黄帝内经》,具体内容主要包括:给予平时养生以充分的重视,从而对疾病进行有效的预防;一旦患病,则及时诊断和治疗,从而对疾病的发展和转变进行有效的干预;做好疾病初愈后的治疗和调理工作,有效巩固疗效和预防复发。

在防治慢性阻塞性肺疾病急性加重期中运用中医治未病思想,就是要做到未病先防、既病防变、防其复发。中医治未病思想防范慢性阻塞性肺疾病是关键所在,若已发病,则对其早期诊断、早期治疗,对其发展和转变进行有效干预,进而预防复发。慢性阻塞性肺疾病患者数量多且死亡率高,患者的经济负担重,因此社区在对慢性阻塞性肺疾病的有效干预中实践中医治未病思想具有积极的意义。

一、未病先防

慢性阻塞性肺疾病的病因复杂,包括吸烟、环境因素(大气污染、职业粉尘、室内空气污染)、呼吸道感染、气候、遗传因素等,其中吸烟与呼吸道病毒、细菌感染是重要的致病因素。慢性阻塞性肺疾病有效的预防措施包括:一是戒烟与预防呼吸道感染,消除致病因素;二是注重培养正气,促进机体抗病能力的提升。中医正气包括营、卫、气、血、精、神、津、液和腑脏经络等功能活动。人体是一个有机整体,气血津液、腑脏经络共同组成了人体抗病防病的防御系统,发挥着保护机体健康的作用。当人体的正气虚弱时,六淫邪气入侵,人就会容易生病。当人体的正气旺盛时,与致病邪气相抗拒,就不会生病,即所谓"正气存内,邪不可干",因此人们应做好日常的养生工作。中医养生保健方法十分丰富,如饮食养生、药膳养生、气功养生、锻炼养生、四时养生、针灸养生以及调节情志等,人们可以因人因地因时采取相应的养生方法,以达到固护正气、预防疾病的目的。

二、既病防变

既病防变是指采用积极有效的治疗措施逆转疾病,增强预见性,防止疾病由浅入深、由一个部位向另一个部位转变。慢性阻塞性肺疾病患者的初期阶段以邪气壅阻、肺气失宣为主,病情属邪实之证,经祛邪利气治疗后,患者病情就会好转。中晚期阶段久病致虚或因实致虚,可导致肺虚、肺脾两虚、肺脾肾三脏俱虚。后期可出现心肾阳虚,又因虚致实而间杂血瘀痰阻。虚实夹杂之证病情复杂多变,起效慢,难治愈。中医治疗除注意祛邪、利气、宣肺外,同时兼顾正气,通常采用健脾补肾、活血祛瘀的中医固本疗法。扶正固本不仅可缓解咳嗽、咳痰、呼吸困难等症状,而且可提高患者的免疫力,调节失衡的内分泌系统,改善全身营养状况,从而降低复发率,减少合并症的发生,提高患者的生活质量,延长生存时间。这就是既病防变重要性的具体体现。

三、防其复发

有效控制急性加重期患者的病情,使症状得到缓解,病情将处于稳定期,通过培土生金、益气养阴、温阳补肾等方药治疗,可以改善患者的整体功能,增强体质,提高免疫力,从而有效预防和避免慢性阻塞性肺疾病的急性复发,同时可有效延缓慢性阻塞性肺疾病的病情进展。缓解期以邪实不甚、本虚为主,以肺脾肾三脏虚损为主。治疗应以扶正固本为主要指导原则。对于肺气虚患者,可应用玉屏风散或补肺汤加减,给予其补气固表治疗。对于脾虚患者,则运用六君子汤或补中益气汤加减,给予其健脾化痰治疗。对于肾阳虚患者,则给予其肾气丸、参蛤散治疗;对于肾阴虚患者,则给予七味都气丸和生脉散加减治疗。通过补益肺气、健脾补肾治疗可以起到巩固疗效、增强机体抵抗力、防治疾病复发的作用。另外,根据《内经》中“春夏养阳”和“冬病夏治”的指导思想,利用白芥子、细辛、甘遂、延胡索调和鲜姜汁,于三伏天对肺俞、肾俞、脾俞、心俞、膈俞、大椎、命门、定喘、中脘、气海、膻中等穴位进行贴敷治疗,可以起到提高机体免疫力,防治慢性阻塞性肺疾病复发的作用。

第九节　慢性阻塞性肺疾病的自我管理

自我管理,是指个体主动应用认知及行为策略对自身的思想、情绪、行为以及所处环境等进行目标管理的过程。慢性阻塞性肺疾病是一种渐进恶化的呼吸道疾病,主要累及肺脏,但也可引起全身(或称肺外)的不良效应,表现为患者的呼吸功能逐渐减退。慢性阻塞性肺疾病是一个慢性、进行性发展的疾病,其治疗是一个长期的过程,疾病的控制需要患者积极配合,患者对疾病的认识、对治疗的了解是疾病控制的关键。长期规范的治疗、积极预防急性发作的产生、改善患者的生活质量是疾病管理最关键的目标。这就需要患者在充分认识疾病后,对治疗保持良好的依从性,并建立良好的自我管理。

慢性阻塞性肺疾病自我管理是一种认知、行为医学的策略和方法,其中心思想是自我控制,包括目标设定、自我监控、暗示策略、激励矫正和演练五种策略,并通过医护人员传授给患者自我管理所需的知识、技能、信心以及与医生交流的技巧,来帮助患者在得到医生更有效的支持下,主要依靠自己解决慢性阻塞性肺疾病给日常生活带来的各种躯体和情绪及社会方面的问题。

一、自我管理的要点

慢性阻塞性肺疾病自我管理的要点包括:①去除病因。慢性阻塞性肺疾病的首位危险因素为吸烟(包括被动吸烟),因此戒烟是自我管理最重要的内容,提倡无烟厨房、杜绝生物质燃烧、无污染取暖。②预防感染。感染(尤其是感冒)是我们必须重视的问题,因为急性感染会导致病情恶化;此外,天气变化也会导致病情恶化。因此,患者在冬季需注意保暖,并改善环境卫生,做好个人防护,加强营养,适度运动(散步、太极拳等),定期接种肺炎球菌疫苗和流感疫苗等。③规范的药物治疗。现有的药物治疗可以减轻患者的症状,提高活动耐力,减少急性发作次数和减轻严重程度,改善生活质量。④非药物治疗。非药物治疗措施主要包括康复治疗、运动锻炼、心理调适、合理饮食、营养支持和长期家庭氧疗,这是慢性阻塞性肺疾病自我管理的重要内容。呼吸锻炼一般包括缩唇呼吸、腹式呼吸和阻力呼吸等,熟练掌握上述技巧有利于膈肌的锻炼,长期坚持可以有效缓解呼吸困难症状。

二、自我管理的主要内容

慢性阻塞性肺疾病自我管理的主要内容有:①慢性阻塞性肺疾病的基本知识,包括肺的正常生理、慢性阻塞性肺疾病的发病原因和常见诱发因素等,使患者基本了解慢性阻塞性肺疾病的发病原因及发展过程,提高慢性阻塞性肺疾病的知识普及率。②动态监测肺功能指标。慢性阻塞性肺疾病患者须关注自己的健康,了解自己的肺功能,动态监测肺功能以判断自己的病情,以为使用支气管扩张剂和调整治疗方案提供最可靠的依据。家庭配备峰流速仪带来的益处十分明显,但无法用经济来衡量,而简易肺功能测定仪的价格远远低于电子血压计,故可以动态监测肺功能。

三、自我管理的家庭支持

慢性阻塞性肺疾病患者的家庭除了前述的患者自我管理要点外,还应对慢性阻塞性肺疾病患者进行有效的观察,若发现有病情加重情况,则应及时就诊。观察要点包括神志、皮肤颜色与温度、呼吸情况、眼睛、食欲、呼吸音、脉搏等。①神志:表情淡漠、精神恍惚、反应迟钝、言语含糊不清、兴奋、烦躁、四肢不自主的抽动等常提示慢性阻塞性肺疾病患者并发呼吸衰竭。②皮肤颜色:皮肤、口唇出现青紫,提示患者缺氧;面色潮红、多汗,可能有二氧化碳潴留;皮肤苍白湿冷,则说明周围循环不良,可能发生休克。③呼吸情况:呼吸急促,提示缺氧或有肺部感染存在;呼吸不规则,可能演变为呼吸衰竭。④眼睛:球结膜充血、发红,提示有二氧化碳潴留;球结膜水肿,多数有二氧化碳潴留。⑤食欲:患者不思饮食,往往是病情加重的征象。⑥呼吸音:若有痰鸣音,说明患者呼吸道内有痰液潴留;闻及哮鸣音,提示患者支气管痉挛。

四、积极争取社区医护人员对自我管理的干预

社区医护人员参与慢性阻塞性肺疾病患者的系统观察、不良反应处理和疗效评价等全过程,这一过程与自我管理有一定的相似性,不同之处是实施的主体。社区医护人员为慢性阻塞性肺疾病患者提供有益的医学信息、科学的诊断和治疗方案,解决患者的疑虑,而患者应告诉社区医护人员其最直接、最真实的感受、用药的方式、心中的疑虑和需要的帮助,以建立良好的合作关系。自我管理方法的实施者是患者,要求患者自身承担一定的自我保健职责,包括自我监测病情、有效与医生沟通、共同参与自我管理方案的制订等。

而作为自我管理支持系统主力军的社区医护人员，要及时了解慢性阻塞性肺疾病患者对医学信息和资源的需求，注重以自我管理技能培训为主的健康教育，而非简单的知识传授。社区医护人员将自我管理方法有机地融于慢性阻塞性肺疾病的社区管理工作中，加强对患者疾病、情感和角色管理技能的培训，使患者自己明确其行为方向，增强对身体康复的信心，并为患者提供可靠、有效的社会支持。

（诸葛毅　王小同）

第八章　慢性阻塞性肺疾病的健康教育

健康教育是以传播、教育、干预为手段,帮助个体和群体建立健康的行为和生活方式,促进健康为目的所进行的一系列活动。健康教育对于提高全民健康水平具有重要价值。

健康教育与健康促进相辅相成。社区健康促进是指综合运用健康教育、政策法规、财政支持、公共卫生服务等手段,促使社区居民改变不良的生活方式和行为,改善社区生活环境,全面保护和促进社区居民健康。加强社区健康教育与健康促进,做好社区卫生服务工作对于深化社区卫生服务改革、推进社会经济全面协调发展和社会文明程度的提升具有十分重要的意义。健康教育使人们认识到健康是从事一切活动的资本,失去健康就会失去一切。健康投资是低成本、高回报的最基本的投资。每个人都应该为健康投资,为预防疾病和促进健康付出相应的时间、金钱和精力,了解相关的健康知识,并将其付诸行动。在农村,倡导居民投资健康,树立健康消费观念,积极进行健康投资。

健康教育的意义十分重大,这是因为:其一,健康教育能够帮助居民和患者树立新的整体健康观,形成积极和健康的行为,并学会选择健康的生活方式;其二,健康教育能够提高居民和患者的自我保健意识,并有效地预防慢性非传染性疾病和传染病,减少危险因素,预防各种"生活方式病";其三,健康教育有利于培养居民和患者掌握与健康相关的医学知识和技能,满足人们日益增长的心理健康服务需求,降低医疗费用;其四,健康教育水平是衡量国家富强和民族兴旺的重要标志之一,相关研究证实,健康指数每提高 1%,国家经济增长率提高 0.05%。

在农村社区开展健康教育工作,社会效益更加明显。健康教育是农村社会发展的重要保证和社会主义新农村建设的重要环节。目前,医疗预防保健网已基本覆盖我国农村,农村的卫生环境发生了很大的变化。但是,农村居民享有的卫生服务与城市居民相比仍然存在一些不平衡的现象。城乡之间的卫生资源分配不均衡,城市占有 80% 的卫生服务资源,政府投入资金较充足,医疗设备较先进,技术力量较雄厚;而农村的卫生经费投入相对不足,卫生设施建设相对滞后。我国是一个农业大国,农村居民约占我国居民总数的 2/3,因此农村健康教育与健康促进始终是社区卫生服务工作领域的重点。普及基本卫生知识,增强农村居民的自我保健意识和自我保健能力,不仅有助于提高农村居民的健康水平,保护劳动力,而更重要的是可以动员农村居民养成文明、健康、科学的生活方式,进而促进农村精神文明建设和社会经济全面进步。健康教育是农村卫生工作的基础,也是公民素质教育的重要内容。以农村社区为单位大力开展农村居民健康教育与健康促进,这是实现自我保健、预防疾病、提高农村居民健康素质和生活质量的根本措施。农村社区健康教育与健康促进是保障农村居民健康最经济的途径。同时，要坚持"以人为本"的理念开展农村社区健康教育与健康促进。

另外，健康教育对防治慢性阻塞性肺疾病亦具有重要意义。社区慢性阻塞性肺疾病患者的健康教育是在卫生行政部门的领导下，以社区为单位，对社区慢性阻塞性肺疾病患者及其家属实施的有计划、有组织、有评价的健康教育活动，以提高他们的卫生保健意识，促使他们积极参与社区健康教育活动，改变不良的行为和生活方式，增强自我保健能力。健康教育可以很好地贯穿整个慢性阻塞性肺疾病的防治全过程，使患者及其家属能够更加全面地了解疾病的发生机制、药物的注意事项、家庭氧疗、呼吸功能锻炼等，更好地配合治疗和健康管理，更好地掌握卫生保健技能。患者通过呼吸锻炼以及体能锻炼可以改善呼吸功能，稳定病情，提高生活质量。

第一节　慢性阻塞性肺疾病健康教育社区资源的利用

一、领导重视与政策支持

健康教育是健康促进的主要内容之一。健康促进是把健康教育与有关组织、政治和经济干预结合起来促使行为和环境改变来改善和保护人们健康的一种综合策略。有学者将健康促进总结为"三点一面"的理论模式，即政策、教育和服务是健康促进的三个支点，有了这三个支点就能保持健康促进的稳定和平衡。政策是开展教育和服务的前提条件。如果当地政府和相关部门的领导对健康教育能够有共识，能够制定相应的政策、法规，创造有利于健康的社会环境，那么健康教育工作就能顺利开展。

二、动员社会力量，多部门协同开展农村社区健康教育

健康促进的核心是社会总动员。健康教育与健康促进活动的开展需要部门之间的广泛合作。农村健康教育与健康促进更是一项复杂的社会工程，不能单纯依靠某一部门，而要充分动员社会多方力量，通力合作，各司其职，各尽其责，建立起政府领导下多部门合作的农村健康教育与健康促进工作机制。各级政府与有关部门应当明确自己的责任和任务，把健康教育和健康促进融入本部门的日常工作中，从政策和社会环境等方面给予大力支持。健康教育的发展离不开大环境的发展，只有当广大人民群众提高了健康的需求意识，当社会各界认同了健康教育工作的重要性并给予大力支持，健康教育才能真正取得成效。多年的实践表明，农村重大疾病预防控制和重大公共卫生问题的解决都离不开多部门的密切合作。

另外，各级政府与有关部门应当组织社会各方面的力量，充分发挥个人与其家庭、集体和社区的作用。要广泛动员，尤其是发动志愿者，组建农村健康教育大军。我国农村地区面积大、人口多，做好农村健康教育工作仅靠专职人员是远远不够的。要充分动员医学

研究、教育和医疗机构的专家和医务人员、医学院校学生、离退休医学工作者等志愿参与农村健康教育工作。此外,在有些少数民族地区,还要动员爱国爱教遵纪守法的有威望的宗教人士一起参与健康教育与健康促进活动。我们应该充分认识到,健康教育只是农村工作的一部分,健康教育专业部门和工作者只是倡导者和指导者,实施的主体是社区的领导和群众。只有充分发挥社区领导和群众的主导作用,健康教育工作才能真正落到实处。

三、建立健全农村社区健康教育与健康促进网络

加强农村社区健康教育要有坚实的组织保障,这就需要建立健全健康教育与健康促进网络,大力发展农村医疗卫生服务体系,加快建立健全以县级医院为龙头、社区医院(乡镇卫生院)为骨干、村卫生室为基础的农村三级医疗卫生服务网络。县级医院作为县域内的医疗卫生中心,主要负责以住院为主的基本医疗服务及危急重症患者的抢救,并承担对乡村卫生机构医务人员的业务技术指导和乡村卫生人员的进修培训。社区医院(乡镇卫生院)负责提供公共卫生服务和常见病、多发病的诊疗等综合服务,并承担对村卫生室的业务管理和技术指导等工作。村卫生室承担行政村的公共卫生服务及一般疾病的诊治等工作。有条件的农村可以实行社区卫生服务乡村一体化管理。此外,要加快实施农村卫生服务体系建设与发展规划,积极推进农村医疗卫生基础设施和能力建设。政府重点办好县级医院并在每个乡(镇)办好一所卫生院,并采取多种形式支持村卫生室建设,大力改善农村医疗卫生条件,提高医疗卫生服务质量。

四、加强农村社区健康教育队伍的能力建设

提高农村健康教育水平,人才队伍建设是关键环节之一。健康教育人员素质的高低直接关系到农村健康教育开展的好坏。目前,由于受到"重治轻防"观念的影响,我国农村高素质卫生技术人才十分匮乏,预防队伍不稳定,基层卫生人员业务素质普遍不高,严重制约了健康教育事业的发展。因此,如何培养一批"下得去、留得住、用得上"的专业人才,是一项十分紧迫而艰巨的任务。要制定优惠政策,鼓励优秀卫生技术人才到农村服务,对长期在农村、山区、海岛基层工作的卫生人员,要在职称晋升、业务培训、待遇政策等方面给予适当倾斜。要完善全科医师任职资格制度,健全农村社区卫生人员在岗培训制度,鼓励参加学历教育,促进乡村医生执业规范化。要调整高等医学教育结构和规模,加强全科医学教育,完善标准化、规范化的临床医学教育,提高医学教育质量。要加大医学教育投入,大力发展面向农村的高等医学本专科教育,可以采取定向免费培养等多种方式,为贫困地区、农村培养实用的卫生技术人才,造就大批扎根农村、服务农村居民的合格医生。要转变理念,医生是健康教育的主力军,要提高医生对一级预防的重视程度。二级及二级以上医院可以以医疗收入为主要运行保障机制,使医生在疾病治疗过程中更能得到工作的满足感及患者的尊重,预防工作不能为医生带来基本的效益。社区医院(乡镇卫生院)的工作运行机制不同于二级及二级以上医院,其承担了大量的公共卫生服务工作。要让预防工作深入人心,发挥社区医生的积极性和主观意愿,利用各种依据去说服患者建立健康的生活方式,而采取个性化的干预方法在社区尤为重要。

五、加强农村社区健康教育与健康促进计划设计、监测管理和评价

健康教育与健康促进计划的设计、监测管理和评价,就是为健康促进活动提供理论依据和科学证据。面对众多的健康问题,为高效利用有限的人力、物力、财力,必须在农村需求评估的基础上,根据社会需要和主客观条件,选择优先要解决的主要健康问题。要确定目标和最佳的可行干预策略,制订出农村健康教育与健康促进计划。确保农村健康教育与健康促进计划项目的顺利实施,除了要评价计划目标是否合理及其影响因素外,还必须建立经常性的监测体系和评价,总结健康教育与健康促进的经验和不足;要及时补足短板,推广经验,完善下一步规划;要慎重、准确应用所获得的数据,正确作出健康教育与健康促进的决策,逐步使农村健康教育与健康促进步入规范化、科学化管理的轨道。

六、增加农村社区健康教育经费投入

健康教育和健康促进是一项纯公共产品,开展每一项健康教育活动都需要资金支撑。加大健康教育等公共卫生的投入,完善健康教育体系,是坚持社会公平,抑制城乡、地区间差距不断扩大,获得"低投入、高产出"效果的现实、有效的选择。

此外,各基层健康教育组织也可多渠道争取社会的支持,充分发挥健康教育组织指导的能动性,有效地开展健康教育活动。

健康教育属于远期效益性事业,常常只看到支出,而看不到好处。但是,我们不能急功近利,不能半途而废。应当指出,健康教育需要加大财政投入,基础卫生工作必须依靠政府的财政投入和群众的广泛支持。如果农村卫生资金投入不足,那么农村公共卫生和预防保健服务的质量就难以保证。

七、健康教育形式要多样化、本地化

要开展多种形式的健康教育活动。我国地域广阔,不同地区有着不同的风土人情,也存在不同的公共卫生问题。一般而言,我国农村居民的文化程度尚较低,且人口众多,居住分散,没有良好的集中性和统一性,因此更要因地制宜。要充分利用乡镇、农村现有广播、电视及其他大众媒体,积极探索开展农村健康教育的有效形式。在充分发挥广播、电视等大众传媒传播优势的同时,根据当地经济、文化、民族、风俗习惯等实际情况,采取农村居民其他喜闻乐见的形式(如民族节、秧歌会、露天电影等)开展宣传教育。基层卫生人员要深入农村居民之中,定期对其进行体检,卫生防疫部门应加大疾病调查工作的密度和覆盖率,同时要开展健康教育。

八、建立健康教育示范区

抓好典型、以点带面是农村社区健康教育工作中行之有效的工作方法。农村社区健康教育示范区以本辖区范围为宜。由于各个农村社区的自然、人文、经济、文化等条件不同,因此示范小区必然也存在一定的差异。但作为健康教育示范区,其应具备一定的条件和标准。要培育和推广健康教育示范区,需要不断扩大"面"上的工作。

健康教育示范区的工作内容有很多,但其核心是把工作重点放在开展扎实有效的健康教育活动上,切实提高农村居民健康意识和健康知识水平,促使其养成良好的行为和生活方式。社区健康教育的一切工作都应围绕这个核心进行。要精心设计、组织健康教育活动,使其在内容和形式上更加贴近群众,让群众真正在活动中受益。

九、抓好城乡结合部乡镇社区和流动人口健康教育

自1978年我国改革开放以来,农村经济日趋繁荣发展。随着农村商品经济的日益活跃、乡镇企业的迅速崛起以及城乡文化交流的愈加频繁,乡镇社区作为一种独立的社区形态逐渐显示出其重要的社会作用。乡镇社区地处城乡之间,是具有城市性质但又介于农村社区和城市社区之间的过渡型居民点。根据其自身特点,开展乡镇社区健康教育与健康促进应注意以下几个要点:乡镇社区是农村人口由农业向非农业转移的重要场所,乡镇企业工人和第三产业人员是社区人口的主体,流动人口占有相当大的比例,应将这些人群作为健康教育的重点对象。乡镇企业的迅速发展使乡镇社区形成以工业为主的产业结构,故环境保护与安全生产防护应是乡镇社区健康教育的一项重要内容。乡镇社区在沟通城乡联系,促进城乡物质、文化交流方面起着重要的桥梁作用。乡镇社区的生活、商业和文化设施已具有城市特征,但人们的社会心理和生活习俗仍保留着浓厚的乡土气息,故开展乡镇社区健康教育,应加强生活方式教育,改变传统的不健康的行为和生活方式。

第二节 慢性阻塞性肺疾病健康教育的主要内容

一、健康教育的内容

1.教育与督促患者生活行为健康

患者应树立自我保健意识和人人为社区健康负责的观念,积极参与农村初级卫生保健,并合理利用卫生服务。普及生活卫生知识,指导社区居民科学地安排衣、食、住、行,合理地摄取营养,坚持参加有益于健康的文体活动,改变不健康的生活习俗和行为习惯,建立文明、科学、健康的生活方式。培养合理饮食、控制体重、适度运动、心理平衡、改善睡眠、限盐、控烟、禁酒、控制药物依赖、戒毒等健康的生活方式,开展可干预危险因素的健康教育,能有效提高患者的保健意识,增强患者的自我护理意识,减少急性发作的次数,改善生存质量。

居民个体卫生行为(12项):勤洗澡;勤剪指(趾)甲;保持头发清洁,勤理发;一人一巾,每天洗漱;一人一刷,每天刷牙;不饮生水;生食瓜果要洗净;不吸烟;不酗酒;不随地吐痰;不随地大小便;餐前便后洗手。

社区居民群体卫生行为(8项):家禽(畜)圈养;禽(畜)室保持干净;柴草、粪土、煤块堆放整齐;居室整洁通风;卧具干净,无异味;农药、化肥远离食物与水源;灶具、碗筷保持干净;厨房有排烟设施。

吸烟是引起慢性阻塞性肺疾病的主要危险因素，因此应重视吸烟的危害性，各年龄层及各期慢性阻塞性肺疾病患者均有必要戒烟。慢性阻塞性肺疾病患者易患感冒，继发细菌感染后会使支气管炎症状加重。推荐患者采用冷水洗脸、按摩、食醋熏蒸、保暖、避免受凉、增强体质等方法来预防感冒。要提高慢性阻塞性肺疾病知识的普及率、健康知识的知晓率、健康行为的形成率，以提高健康教育的效果。

2.使患者了解慢性阻塞性肺疾病的病理生理与临床基础知识

由于经济水平和生活条件相对较差，群众文化水平相对较低及卫生知识和保健意识较为缺乏，因此农村是各种疾病的多发地区。要根据不同地区、不同季节的发病情况和疾病流行规律，紧密围绕防治工作的中心，有针对性地开展宣传教育。慢性阻塞性肺疾病要早期发现、早期诊断、早期治疗，把握好用药或治疗的时机。通过健康教育，可以使人们认识到健康的重要性，积极进行健康投资。

健康教育是慢性阻塞性肺疾病患者肺康复的重要环节，教育内容包括一般知识（如呼吸道的解剖、生理、病理生理），生活指导，药物的治疗作用、可能发生的不良反应、剂量及正确的使用方法，症状的正确评估，正常的呼吸方式和呼吸习惯等。

3.掌握一般和某些特殊的管理方法

教授患者及其家属掌握有关疾病的致病因素、预防知识、早期症状、合理用药以及家庭护理常识等。患者要树立"无病防病，有病早治"的观念，改变因小病久拖、大病难治而造成因病致贫、因病返贫。相关调查表明，在农村贫困人口中，有1/3因病致贫、因病返贫。大部分农村居民对自身健康关心不够，尤其是对健康检查意识淡薄，自恃身体健壮，认为自己不会患病，致使疾病不能被早期发现、早期诊断、早期治疗而贻误治疗时机。

例如，氧气的正确、安全使用教育：①使患者了解氧疗的重要性及缺氧的危害性，指导患者采取低流量吸氧，每日吸氧时间不少于10～15h。②注意用氧安全，防止导管感染、堵塞，导管应定期更换、清洁、消毒。③对于出院的患者，在家庭用氧过程中出现问题应及时给予解答。长期低流量吸氧可提高患者的活动耐力和生活质量，生存率提高2倍。④提倡家庭氧疗，每天应在家吸氧15h以上，尤其在夜间应给予吸氧。⑤在氧气使用过程中应防止发生火灾及爆炸，在吸氧过程中禁止吸烟。

4.学会自我控制病情的技巧

充分发挥好乡村医生防病治病的作用。长期以来，乡村医生在农村居民中具有较高的信誉度，特别是患者，医生能直接为其解除病痛，故他们对医生的信任度和依从性较强；同时，患者及其家属也迫切需要了解所患疾病的防治知识，因此可以借助乡村医生这一特殊的职业优势，利用门诊、病房、出诊等多种形式，对患者及其家属开展健康教育和健康指导，如腹式呼吸和缩唇呼吸锻炼等。

5.合理用药与就诊时机

医护人员应向患者讲解药物的使用时间、治疗作用、不良反应及注意事项等，避免患者盲目用药；教会患者有效吸入药物的方法和合适的用药时机，确保雾化吸入的有效性。慢性阻塞性肺疾病患者若出现咳嗽、咳痰和（或）喘息加重，则需要调整治疗方案。慢性阻塞性肺疾病患者的用药教育是确保患者安全治疗的一个重要手段，是社区医生开展慢性阻塞性肺疾病社区管理工作的一项重要任务和很好的切入点,而个体化用药教育更具有针对性。通过对患者进行用药教育,可以使患者对自身疾病有一定的了解,并正确按医嘱使用药物,控制好病情,避免疾病的复发,达到自己照顾、自我预防的目的。因此,健康教育中的用药宣教在疾病的治疗过程中发挥着重要作用。

6. 社区医生定期随访管理

社区医生应详细填写慢性阻塞性肺疾病患者的工作单位、家庭住址、职业、联系电话等项目,根据患者的病情和治疗需要确定随访时间。对于病情复杂、较重的慢性阻塞性肺疾病患者,应随时随访;对于需长期治疗的慢性阻塞性肺疾病患者或疾病恢复慢的患者,应每2～4周随访一次,此后至少每3个月随访一次。社区医生可采用电话随访、当面咨询、入户调查等方式进行随访。随访时应了解患者的治疗效果、病情变化和恢复情况、如何康复训练、何时回院复诊等医疗信息,以及患者在社区医院住院期间对就医环境、医护人员服务态度、医疗效果满意度等服务信息。同时,社区医生应仔细听取患者或其家属的意见,诚恳接受批评,采纳合理化建议。社区医生随访后应做好登记。

7. 环境健康教育

深入开展爱国卫生运动,将农村环境卫生与环境污染治理纳入社会主义新农村建设规划中,推动文明村镇建设,不断改善城乡居民生活、工作等方面的卫生环境,加强农村居民生活、生产环境保护与改造的健康教育,围绕改水改厕、利用清洁能源、绿色生态农业、环境保护等内容促进村容整洁和环境安全,避免或防止吸入粉尘、烟雾及有害气体,保护农村劳动力。

8. 参加新型农村合作医疗保险制度

新型农村合作医疗保险制度是由政府组织、引导、支持,农民自愿参加,个人、集体和政府多方筹资,以大病统筹为主的农民医疗互助共济保险制度。参加合作医疗保险的农民一旦生病住院,就可以按比例报销部分医药费,从而减轻个人经济负担。实行新型农村合作医疗保险制度不仅使参保农民得到实惠,而且可以有效防止因病致贫、因病返贫现象的发生,为患大病、重病的农民解了燃眉之急。参加新型农村合作医疗保险有利于增强农民抵御疾病风险的能力,有利于提高农村的医疗保障水平,有利于保护农村生产力,有利于缩小城乡卫生服务差距及提高卫生服务的普及性。

9. 心理健康教育

世界卫生组织对"健康"的定义强调了心理健康和社会适应能力的完好状态。随着城市化和现代化进程的加快,新观念、新思维、新方式冲击着当代农村,与农村长期留存的传统观念产生了强烈冲突,农村生活、生产方式的革新更是给人们的思想打上了新的烙印,要求人们快速适应新观念、新思维。现代与传统的冲突、变革与守旧的冲突、进步与落后的冲突,给农村居民带来了种种思想和心理上的困扰。因此,要重视农村居民的心理健康教育,积极、科学地开展农村心理健康教育工作。在农村,除对居民普及心理保健与健康知识外,还应分门别类、有针对性地开展心理健康教育。

二、社区健康教育与健康促进的评价

1.社区健康教育评价的意义

评价是健康教育与健康促进项目顺利进行并取得成效的重要环节之一,可以确定健康教育与健康促进项目计划的先进性和合理性,确定项目的实施情况以及是否达到预期目标、可持续性如何等,是帮助健康教育与健康促进工作者总结成功经验与不足、提高自身能力、进一步完善工作的必要手段。

2.评价指标体系的建立

当前,我国农村社区的健康教育与健康促进工作或围绕项目进行,或融入初级卫生保健、创建国家卫生城镇中,常用的评价指标主要涉及:①组织建设(领导小组、工作网络等);②健康教育活动内容;③健康教育效果(知识知晓率或及格率、信念持有率和行为形成率等)。目前,农村社区健康教育与健康促进的评价指标体系还需进一步发展和完善。由于农村社区健康教育与健康促进实质上包含了多个场所(如家庭、学校、社区卫生室等)的工作,因此评价理论与方法在应用于农村社区健康教育与健康促进时,更需要进行评价指标的整合。

3.加强社区健康教育与健康促进评价指标体系的研究

目前,相对比较系统的农村健康教育与健康促进评价依据为"全国亿万农民健康促进行动"评价指标体系。应加强农村健康教育与健康促进评价指标体系的研究工作,在现有的"全国亿万农民健康促进行动"评价指标体系的基础上,进一步研究、完善农村健康教育与健康促进评价指标体系,确定敏感性、特异性高的指标,并进一步明确指标含义,增强可操作性,并发掘具有代表性的健康指标、环境指标和生活质量指标,在实践中进一步检验和完善,对社区健康促进的测量和评价努力做到客观、公平、有效。

三、慢性阻塞性肺疾病患者教育管理的长期目标

1. 使慢性阻塞性肺疾病患者树立战胜疾病的充分信心和乐观精神。

2. 慢性阻塞性肺疾病患者对医生提供的各项防控措施有良好的依从性。

3. 尽可能控制和减少咳嗽、咳痰及呼吸困难等影响工作和生活的症状。

4. 尽可能减少慢性阻塞性肺疾病急性加重的次数,使患者到医院就诊和住院的次数降低到最低限度,减轻家庭负担和社会负担。

5. 使患者 FEV_1 下降幅度≤50ml/年。

6. 改善患者的生存质量,生活能自理。减少呼吸功,增强运动耐力,如有可能,应参加一些力所能及的社会活动,承担部分家务劳动。

7. 所用药物不良反应最少或无。

8. 尽可能减少医疗经费开支。

9. 延长有效寿命。

四、慢性阻塞性肺疾病患者健康教育效果的评价指标

1. 客观指标

肺通气功能检测(如 FEV_1、FEV_1％预计值、FEV_1/FVC 测定)、血红蛋白、血气、血液流变学、SaO_2、6min 步行试验距离等均可作为反映慢性阻塞性肺疾病健康教育效果的客观指标。

2. 主观指标

主观指标包括患者的日常生活能力、主诉症状、呼吸功能障碍程度、抑郁程度以及社会支持等。采用日常生活活动能力量表(ADL)评估患者康复前后的日常生活活动能力状况。采用 Brink 等人创制的国际通用的老年抑郁量表(GDS)评估患者对生活的感受、对未来及生命的看法;应用社会支持评定量表(SSRS)评估患者的家庭支持、朋友支持、他人支持得分情况。

3. 知识行为水平

以知信行理论为基础,采用慢性阻塞性肺疾病知识问卷、行为调查表等来评价健康教育前后患者对慢性阻塞性肺疾病知识与行为的变化。

4. 生活质量

生活质量的评估不仅反映了生理功能,而且涉及心理状态和社会交往。国外常用慢性阻塞性肺疾病生活质量调查问卷(SGRQ)评估慢性阻塞性肺疾病患者的生活质量和患者在日常生活能力下主观的呼吸功能障碍感受。此外,也可采用欧洲五维健康量表(EQ-5D)、六维健康调查简表(SF-6D)评估慢性阻塞性肺疾病患者的生活质量,评估患者在日常生活能力下主观的呼吸功能障碍感受。

五、社区健康教育的考核指标

街道、乡镇政府应把社区健康教育工作纳入创建文明单位和卫生达标考核内容;卫生行政部门制定具体的考核标准,每年进行一次检查考核和健康教育效果评价。考核主要涉及如下内容:

(1)发放健康教育印刷资料的种类和数量。

(2)播放健康教育音像资料的种类、次数和时间。

(3)健康教育宣传栏的设置和内容更新情况。

(4)举办健康教育讲座和健康教育咨询活动的次数和参加人数。

第三节 慢性阻塞性肺疾病健康教育的主要形式与工作流程

一、慢性阻塞性肺疾病健康教育的主要形式

1. 提供健康教育资料

(1)发放印刷资料 印刷资料包括健康教育折页、健康教育处方和健康手册等,通常放置在社区医院(乡镇卫生院)、社区卫生服务站(村卫生室)的门诊候诊区、诊室、咨询台等处。每个机构每年应提供不少于 12 种内容的印刷资料,并及时更新补充,保障使用。

(2)播放音像资料 音像资料包括录像带、VCD、DVD 等视听传播资料,可在机构正常应诊的时间内,在社区医院(乡镇卫生院)、社区卫生服务站(村卫生室)的门诊候诊区、观察室、健康教育室等场所或宣传活动现场播放。每个机构每年播放音像资料不少于6 种。

广播、电视是传统的大众传播媒体。广播、电视在农村有很高的覆盖率,特别是电视具有声像结合的直观效果,群众对健康教育的内容容易理解和掌握。农村健康教育人员应主动与广播电台、电视台等单位联系,密切配合,结合当地健康问题和农村卫生中心工作,积极组织撰写和制作内容丰富、生动有趣的广播稿件、音像制品,开设专题节目或栏目,反复播出。广播传播成本低,且可以反复多次播出,其强化效果较好。除广播电台外,在农村还可以利用室外、村头公共喇叭,结合不同时期或季节群众最关心的健康问题以及当前社区卫生中心工作反复播放,群众在劳动、休息、就餐时都可以收听。有条件的地区,还可以利用互联网、短信、微信等新媒体开展健康教育活动。

2. 设置健康教育宣传栏

社区医院(乡镇卫生院)宣传栏不少于 2 个,社区卫生服务站(村卫生室)宣传栏不少于 1 个,且每个宣传栏的面积不少于 2m²。宣传栏一般设置在机构的户外、健康教育室、候诊室、输液室或收费大厅的明显位置,其中心位置距地面 1.5～1.6m 高。每个机构每 2 个月至少更换 1 次健康教育宣传栏的内容。

健康教育专栏是比较固定的健康教育阵地,其内容可定期或随时更换,以及时传播当前卫生工作重点和要求群众引起关注的健康信息,做好预防保健工作。健康教育专栏应内容充实、主题突出、图文并茂、方法明了、易懂易学、版面设计新颖醒目。总之,专栏要吸引群众的眼球,激发他们的阅读兴趣。

此外,制作展板进行流动式宣传也是农村健康教育常用的方法,可在村头、道路两边和过往人群较多或经常集中休息、娱乐的地方展示。在村头、主要道路、街道的建筑物、标志物上书写固定的标语、墙体标语或公益性广告词,使群众可以时时看到,不断强化他们的卫生意识,在潜移默化中接受科学的卫生保健知识,纠正不良的生活习惯和行为方式。

另外,将卫生保健知识、防病内容等制成画板、图片后布置成"健康教育展室",组织居民参观,可加深他们的理解和记忆。

3. 开展公众健康咨询活动

利用各种健康主题日或针对辖区内的重点健康问题开展健康咨询活动并发放宣传资料,每个社区医院(乡镇卫生院)、社区卫生服务站(村卫生室)每年至少开展 6 次公众健康咨询活动。

科普赶集是利用农村、集镇定期集市贸易、人群比较集中、流量大的机会,在集市贸易区内开展卫生科普宣传的一种健康教育形式。各地开展卫生科普赶集的形式多种多样,包括广播宣传、散发科普资料、活动板块展出、粘贴标语、悬挂横幅,以及组织咨询、义诊、演讲、文娱表演等。群众赶集时间安排一般比较宽裕,在购物的同时接受卫生保健知识教育,可谓一举两得。这种方式的健康教育覆盖面广,在农村的辐射作用较强。因此,开展这种方式的活动,需要精心策划、周密安排,力求活动内容丰富多彩、通俗易懂。街头咨询是针对咨询者提出的有关问题,由卫生专业人员与其面对面给予解答,针对性强;此外,可以配合科普资料和活动板块宣传,同时开展义诊服务,免费为来往群众诊查疾病。

4. 举办健康知识讲座

定期举办健康知识讲座,引导居民学习、掌握健康知识及必要的健康技能,以促进辖区内居民的身心健康。每个社区医院(乡镇卫生院)每个月至少举办 1 次健康知识讲座,社区卫生服务站(村卫生室)每 2 个月至少举办 1 次健康知识讲座。结合当地群众的卫生保健需求,可以举办小型的知识讲座、群众座谈会、纳凉卫生知识演讲会等,由乡村医生、妇女干部等向群众讲授卫生防病和健康知识,这是颇受群众欢迎的一种健康教育活动。

5. 开展个体化健康教育

社区医院(乡镇卫生院)、社区卫生服务站(村卫生室)的医务人员在提供门诊医疗、上门访视等医疗卫生服务时,要开展有针对性的个体化健康知识和健康技能教育。此外,在我国各地农村健康教育工作中,还广泛采用"卫生科普入户"这一形式,将健康教育资料如小册子、卫生报刊、卫生传单、张贴画等发到每家每户,以促进农村卫生状况的改善,逐步实现由个人、家庭、邻里到社区的改变。

随着我国老龄人口的逐步增加,农村老年人的健康问题也愈来愈成为一个比较突出的社会问题。根据老年人的生理、心理、行为特点和易患疾病的危险因素,有针对性地进行老年人健康教育,指导老年人有规律地生活,增强他们的自我保健能力,减少和消除各种危害健康的因素,增进老年人的身心健康,提高他们的生活质量,这是农村健康教育的重要任务。

在我国,60%的老年人口分布在农村,因此慢性阻塞性肺疾病老年患者的防治知识教育十分重要,要教给他们具体的预防措施和自我护理、自我保健的方法,尤其是加强对他们的情感关怀和社会支持,在农村社区形成关心慢性阻塞性肺疾病患者的社会氛围。

6. 健康教育处方

健康教育处方可在社区医院(乡镇卫生院)、社区卫生服务站(村卫生室)推广使用。健康教育处方使用具有较强的针对性,医生可根据就诊患者和住院患者所患疾病,向患者推荐一份健康教育处方,并介绍相关的预防保健知识,以提高其自我防病能力。一般而言,患者对所患疾病的相关知识甚为关注,更容易接受和掌握。健康教育处方是针对患者对卫生保健知识的需求而开展的一种服务方式,可取得较理想的健康教育效果。

7. 健康教育学校和图书阅览室

健康教育学校是组织结构比较严密的一种健康教育形式,其特点是有组织网络,有章程,有教材,有教员,有计划,定期开课。对群众分批进行健康知识培训,并经过考试,合格者颁发合格证书。在农村开展健康教育普及乡(镇)、村创建达标活动,推广举办"农民健康教育学校",分批按特定人群编制不同的教材进行专题轮训,并规定群众参学率指标。这是普及卫生保健知识、增强群众的健康意识、改善农村卫生面貌等方面的重要举措。此外,在条件较好的农村,还要建立图书阅览室,以供不同层次的居民阅读卫生科普读物。图书阅览室是一个很好的传播途径,但需要一定的资金投入,还要有固定的场所和必要的配套设施,同时要做好图书管理工作。

8. 文化体育活动

在农村一些传统的节日和农闲期间,可结合当地的风俗习惯,组织开展文化体育活动,以增强群众参与有益健康活动的意识,如组织群众自编自演文娱节目,运用百姓语言编唱一些顺口溜、打油诗、快板书等。这些民间文化体裁的健康知识很容易在群众中流传扩散,可起到不断强化群众卫生保健意识的作用。此外,还可以组织农村中老年人健身跑、村与村之间的体育比赛等活动,这样既可丰富农村的文化生活,又可在活动中传播卫生保健知识。

9. 慢性阻塞性肺疾病患者俱乐部(俗称"病友会")

每月举行1次"病友会",指导患者呼吸操锻炼。"病友会"可由医生、护士、患者、社区志愿者以及患者家属共同组成。病友会的主要内容有:①专家健康知识讲座,讲解慢性阻塞性肺疾病的基本知识、呼吸肌锻炼的重要性、呼吸操锻炼(腹式呼吸、缩唇呼吸、呼吸体操锻炼)以及锻炼中的注意事项;②病友呼吸锻炼经验分享;③"一对一"指导培训,及时发现和解决患者锻炼过程中遇到的问题,直到患者完全掌握呼吸操锻炼的方法。

通过患者俱乐部形式的健康教育,可以提高慢性阻塞性肺疾病患者自我呼吸操锻炼的积极性,帮助患者树立信念,提高患者呼吸操锻炼的依从性。同时,"病友会"亦有社区志愿者和患者家属的共同参与,可对患者进行鼓励和督促,有利于患者坚持进行呼吸操锻炼。良好的社会支持系统有利于提高慢性阻塞性肺疾病患者的学习兴趣,而家属的反复叮嘱可以巩固教育效果。将患者主动配合、家庭亲情关爱和社会支持三方面有机结合,可以更有效地提高慢性阻塞性肺疾病患者的生活质量。

二、社区健康教育的工作流程

社区健康教育的工作流程可参见图8-1。

三、社区健康教育的服务要求

1. 社区医院(乡镇卫生院)需配备专(兼)职人员开展健康教育工作,每年接受健康教育专业知识和技能培训不少于8学时。树立为全员提供健康教育服务的观念,将健康教

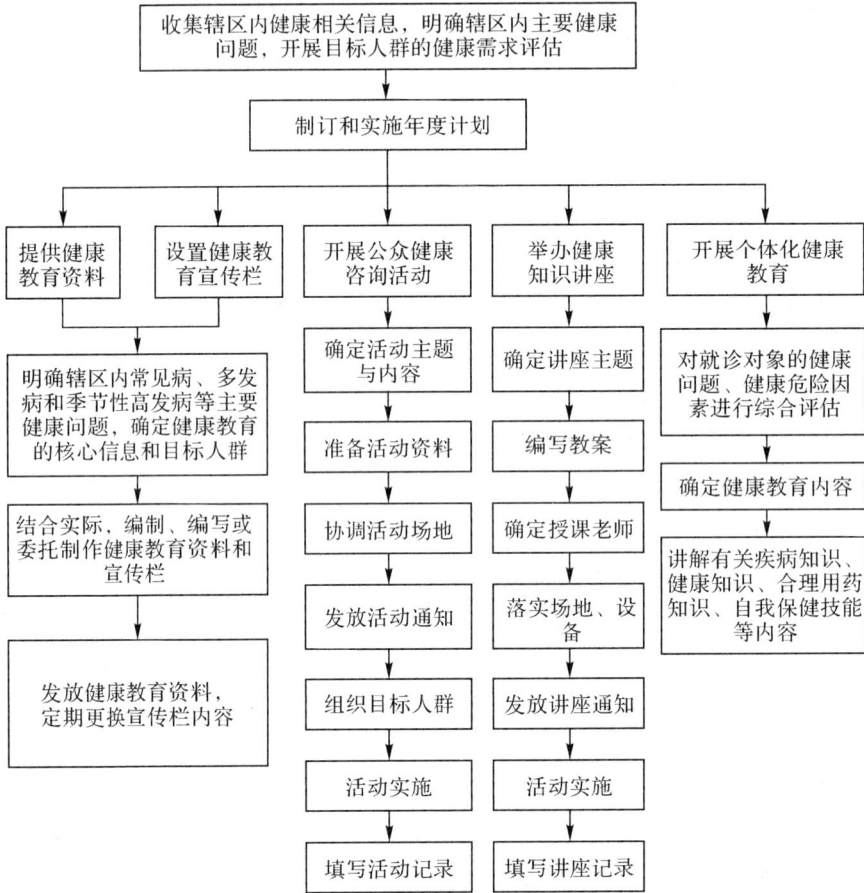

图 8-1　社区健康教育的工作流程示意图

育与日常提供的医疗卫生服务结合起来。

2.具备开展健康教育的场地、设施、设备,并保证设施、设备完好,正常使用。

3.制订健康教育年度工作计划,保证其可操作性和可实施性。健康教育的内容要通俗易懂,并确保其科学性、时效性。健康教育资料可委托专业机构统一设计、制作。

4.有完整的健康教育活动记录和资料,包括文字、图片、影音文件等,并存档保存。每年做好年度健康教育工作的总结评价。

5.加强与乡镇政府、街道办事处、村(居)委会、社会团体等辖区各单位的沟通和协作,共同做好健康教育工作。

6.充分发挥健康教育专业机构的作用,接受健康教育专业机构的技术指导和考核评估。

7.运用中医理论知识,在饮食起居、情志调摄、食疗药膳、运动锻炼等方面对城乡居民开展养生保健知识宣教等中医健康教育。在健康教育印刷资料、音像制品的种类和数量,宣传栏的更新次数,以及讲座、咨询活动的次数等方面,应有一定比例的中医药内容。

附 录

社区健康教育活动记录表

活动时间：	活动地点：
活动形式：	
活动主题：	
组织者：	
接受健康教育人员类别：	接受健康教育人数：
健康教育资料发放种类及数量：	
活动内容：	
活动总结评价：	
存档材料请附后 □书面材料　　□图片材料　　□印刷材料　　□影音材料　　□签到表 □其他材料	

填表人（签字）：　　　　　　　负责人（签字）：

填表时间：　　　年　　月　　日

（诸葛毅）

第九章　慢性阻塞性肺疾病的社区适用技术

鉴于社区医院的接受能力,兼顾安全、有效、经济、可操作等因素,本章介绍几种治疗慢性阻塞性肺疾病的社区适用的安全、适宜的技术,以期成为保障居民健康的重要措施,提高社区对慢性阻塞性肺疾病的医疗卫生技术水平和服务能力。

第一节　慢性阻塞性肺疾病的简易运动试验技术

一、6 分钟步行试验

6 分钟步行试验是一种简易运动试验技术,主要用于评价中、重度心肺疾病患者对治疗干预的效果,测量患者的心肺功能状态,尤其是中、重度心肺疾病患者的心肺功能状态,可作为临床试验的终点观察指标之一,也是患者生存率的预测指标之一。

(一)检查方法

1. 准备工作

(1)场地准备:长 30m 的平坦走道,每 3m 做一个标记。折返点上放置圆锥形路标(如橙色的圆锥形交通路标)作为标记。在地面上用色彩鲜艳的条带标出起点线,起点线代表起始点,也代表往返一次的终点。

(2)物品准备:①操作应用物品,如秒表(或倒计时计时器)、两个小型圆锥形路标(用于标记折返点)、椅子、轮椅、硬质夹板和工作记录表、血压计、便携型脉搏血氧测定仪;②抢救备用药物和器械,如氧气、硝酸甘油、阿司匹林和沙丁胺醇(定量吸入剂或雾化剂),以及简易呼吸器和除颤仪。

(3)患者准备:①衣着舒适,穿适于行走的鞋;②可携带日常步行辅助工具(如手杖);③继续应用已在服用的药物;④在清晨或午后进行试验,试验前可少许进食;⑤试验开始前 2 小时内应避免剧烈活动。

2. 操作步骤

(1)患者在试验前 10 分钟到达试验地点,于起点附近放置一把椅子,让患者就座休息。核实患者是否具有试验禁忌证,确认患者穿着舒适的衣服和鞋子。测量血压、脉搏、SpO_2,并填写记录表。

（2）让患者站立，应用 Borg 评分对其基础状态下的呼吸困难情况作出评分。

（3）指导患者用语：

1）这个检查的目的是在 6 分钟内尽可能走得远一些，您在这条过道上来回地走。6 分钟走起来可能觉得很长，所以您要尽自己的全力，但请不要奔跑或慢跑。

2）您可能喘不过气来，或者觉得筋疲力尽。您可以放慢行走速度甚至停下来休息。您可以在休息时靠在这面墙上，一旦您觉得体力恢复了，就应尽快继续走下去。

3）您需要绕着这两个圆锥形的路标来回走，绕过这两个圆锥形路标时，您不要犹像。

4）您准备好了吗？我们会记录您走过几个来回。您每次转身经过这条起点线时，我都会记录一次。请您牢记，试验需要您在 6 分钟内走出尽可能远的距离，是现在开始，还是等您准备好之后咱们再开始？

（4）将患者带领至起点处。在测试过程中，操作者始终站于起点线附近，不要跟随患者一同行走。当患者出发时，开始计时。

（5）患者每次返回到起点线时，在工作表中标记出折返次数，要让患者看到这些行动。动作可以稍微夸张一些，就像短跑冲刺终点线上的裁判按下秒表一样。同时用平和的语调对患者讲话。

①1 分钟后，对患者说："您做得不错。您还要走 5 分钟。"

②剩余 4 分钟时，对患者说："不错，坚持下去，您还要走 4 分钟。"

③剩余 3 分钟时，对患者说："您做得很好，您已经走完一半了。"

④剩余 2 分钟时，对患者说："不错，再坚持一会儿，只剩下 2 分钟了。"

⑤只剩余 1 分钟时，告诉患者："您做得不错，只剩 1 分钟了。"

⑥除此之外，不要用其他言语鼓励患者，避免作出暗示患者加快步行速度的肢体语言。

⑦距测试结束只剩下 15 秒时，对患者说："过一会儿我会让您停下来，当我喊停时，您就停在原地，我会走到您那儿。"

⑧计时 6 分钟时，对患者说："停下！"走到患者处。如果患者显得很劳累，推上轮椅让其就座。在他们停止的位置做好标记，如放置一个物体或画上标记。

⑨如果患者在试验过程中停了下来并要求休息，那么对患者说："如果您愿意，可以靠在这面墙上，当您觉得休息好了，就尽快接着往前走。"不要中止计时器计时。如果患者未能走满 6 分钟就止步不前，并且拒绝继续测试（或测试操作者认为不宜再继续进行测试），那么将轮椅推至患者面前让其就座，中止步行，将步行的距离、中止时间以及未能完成试验的原因记录在工作表中。

（6）试验结束后，对患者作出的努力表示祝贺，并给他一杯水。记录患者行走之后的 Borg 呼吸困难及疲劳程度评分，并询问患者："您觉得是什么原因使您不能走得更远一些？都有哪些不舒服？"测定 SpO_2、脉搏、血压并记录。

（7）记录患者最后一个来回步行的距离，计算患者步行的总路程，数值四舍五入，以"米"为单位进行计算，并将计算结果记录在工作表中。

3. 注意事项

(1)安全注意事项

1)将抢救推车安置在适当的位置,操作者能够熟练掌握心肺复苏技术,能够对紧急事件迅速作出反应。

2)患者出现以下情况时考虑中止试验:①胸痛;②不能耐受的喘憋;③步态不稳;④大汗;⑤面色苍白。

(2)操作注意事项

1)测试前不应进行"热身"运动,并应坐在设定椅子上休息至少10分钟,然后进行试验。

2)患者不可停用日常服用的药物,了解试验前的治疗药物有无变化。如患者在步行前需服用支气管扩张剂,则应在测试前5~30分钟服用。步行试验应在末次服药后的6小时和14小时之间进行。

3)测试时,操作者注意力要集中,不能与其他人交谈,不可错数患者的步行折返次数。

4)为减少不同试验日期之间的差异,再次测试应在隔天的同一时间点进行。如果一位患者在同一天进行2次测试,那么2次测试的间隔至少是2小时。同一天患者不能进行3次测试。

5)步行直线距离多采用30m(20~50m),但应避免急速转身返回,不得采用环行线路。

6)初试患者可先行2次适应性试验,然后至少休息1小时后,再行2次正式试验。若2次距离差异在10%以内,则以2次结果中的最高值作为基础值;若差异超过10%,则需再增加1次试验。

7)采用便携型脉搏血氧测定仪测定患者6分钟步行试验前后动脉血氧饱和度。

8)长期吸氧者应按原先速率吸氧,或按医嘱、试验方案给氧。

9)Borg分级与VO_2、心率、肺通气量、血乳酸水平密切相关,常用Borg分级对受试者试验前后的疲劳和气短感觉进行分级,并由监测者分别记录患者试验前后每分钟的心率、呼吸次数和血压,部分患者步行距离虽未增加,但Borg分级却有改善。

10)测试操作者应具备心肺复苏技术的能力,需要时可保证相关的抢救人员迅速到场。

4. 结果判断

(1)步行距离:健康成年男性与女性的步行距离分别为576m和494m。步行距离分级见表9-1。

表 9-1 6分钟步行试验的步行距离分级

分 级	步行距离/m
I	<300.0
II	300.0~374.9
III	375.0~449.9
IV	>450.0

（2）疲劳和气短感觉 Borg 评分：疲劳和呼吸困难症状分级见表 9-2。

表 9-2　Borg 呼吸困难症状分级

分　级	呼吸困难程度
0	无
0.5	极轻微
1	很轻微
2	轻微
3	中度
4	较重
5～6	重度
7～9	很重
10	极重

5. 适应证

在国外,6 分钟步行试验在临床中的应用已较为广泛,也有应用于流行病学调查。6 分钟步行试验的主要适应证有：

（1）比较下列疾病治疗前后心肺功能变化,如慢性心力衰竭、肺移植术、肺切除术、胸廓改形术、慢性阻塞性肺疾病药物治疗、肺动脉高压、肺疾病康复治疗。

（2）测定慢性心力衰竭、慢性阻塞性肺疾病、肺囊性纤维化、周围血管疾病等患者和老年人的心肺功能状态。

（3）预测慢性心力衰竭、慢性阻塞性肺疾病、原发性肺动脉高压的发病率和病死率。

（4）最有价值的适应证是中、重度心肺疾病内科治疗或手术治疗前后进行心肺功能比较。

6. 禁忌证

（1）绝对禁忌证：1 个月内有不稳定型心绞痛、心肌梗死（稳定型劳累性心绞痛不是绝对禁忌证）。

（2）相对禁忌证：①静息心率＞120 次/min；②收缩压＞180mmHg,或舒张压＞100mmHg；③未控制的高血压。

7. 优点与缺点

6 分钟步行试验的优点是简便、安全,判定较为细致,运动量接近日常活动量,易为患者接受,对老年慢性心力衰竭患者的敏感性和重复性较好。与平板运动试验比较,患者精神压力较轻,心绞痛发作的风险较低。

6 分钟步行试验的缺点是影响测试结果的因素较多,而且老年人往往有心肺疾病并存,故难以判断其功能损害究竟由何器官病变所致。

二、计时步行试验

1. 检查方法

选择平坦无障碍的场地,嘱受检者在主观安全和无症状的前提下,尽力行走 400m,计算步行时间。运动前后测量血压和心率,并进行前后比较。

2. 注意事项

(1)检查前:了解病史及康复训练情况,排除禁忌证;向受检者做必要的解释,说明试验方法,要求受检者出现劳累及胸闷、胸痛等不适症状随时告诉医护人员。

(2)检查时:必须由有经验的医护人员进行现场监护,必要时使用心电遥测监护;出现任何症状或者循环不良体征时立即中止运动,并进行相应的医疗检查和对症处理。

3. 临床意义

没有正常值标准,而是对受检者的步行速度,以及运动前后的心率、血压进行自身比较,判断治疗前后的差别。运动后心率的恢复速率也有一定的参考价值。此外,该方法可以直观证明受检者在同等强度步行时的安全性。

第二节　慢性阻塞性肺疾病的微型峰流量测定仪监测

呼气峰流速(PEF)是指用力呼气时的最高流量。PEF 能较好地反映气道的通畅性,是通气功能检查的内容之一。在医院,尤其是大医院多利用肺功能仪对患者的肺功能进行最完整的描述。然而,肺功能仪使用繁琐、价格昂贵、体积大,且只能在医院里使用,故很难满足对患者随时进行肺功能检测的需要。而 PEF 可通过微型峰流量测定仪进行测定。微型峰流量仪(见图 9-1)构造简单、携带方便、价格便宜,且患者能在家中连续检测。微型峰流量仪测量最大呼气流量已成为目前最简单和最有价值的肺通气功能检查。呼气峰流量的测定依赖于受试者的努力和掌握正确的技能,并按正确的方法进行。

一、检查方法

1. 使用前需细致观察呼气微型峰流量仪的游标,如果上下移动不灵活或随微型峰流量仪的摆动而"随意"移动,说明该微型峰流量仪已失灵,应更换另一台微型峰流量仪。

2. 测定前先用手指轻轻将游标上的箭头放在"0"刻度处,受试者采取站立位或坐位(推荐站立位),水平位手持微型峰流量仪,手指不要阻挡游标移动。

3. 测定时,受试者深吸一口气并憋住,迅速将微型峰流量仪的咬口塞进口腔,用嘴唇紧紧含住,不要漏气,立即用最大力气和最快速度将肺内气体呼出。整个呼气动作像吹蜡烛一样,中间不能停顿。

4. 然后观察并记录微型峰流量仪游标箭头所指的刻度。

5. 将游标拨回"0"刻度,再重复测定。

6. 至少测定 3 次,取最高值为呼气峰流量值,并做好记录。

二、注意事项

1. 直立位有助于使呼气峰流量达到最大值。

2. 呼气峰流量除受气道通畅性的影响外，还受肺内气体量、呼气肌力量的影响，因此其测定要求受试者深吸一口气（增加肺内气体量，接近 TLC 位），并用力呼气（最大限度发挥呼气肌的力量）。

3. 呼气峰流量测定仅要求测定瞬间最高呼气流量，可在 1s 内完成。

4. PEF 测定时，其变异系数较 FEV_1 为大。

5. PEF 测定时，对于口和鼻漏气与否要求不高，可不用鼻夹。

三、临床意义

PEF 反映患者的气道通畅性，并与患者的努力程度、肺容积和呼吸肌力量相关。当排除后三者的影响时，PEF 常可直接反映气道的通气功能情况。

PEF 降低提示通气能力受到影响。PEF 测定值分为绿、黄、红三区（见图 9-1），分别表示 PEF 异常的程度和通气能力受阻的严重性。绿区：PEF＞80％预计值，提示正常；黄区：PEF 在正常预计值的 50％～80％区间，提示轻度至中度的气道阻塞，需引起患者的注意和给予治疗；红区：PEF＜50％预计值，提示气道阻塞程度较重，建议立即进行积极治疗。

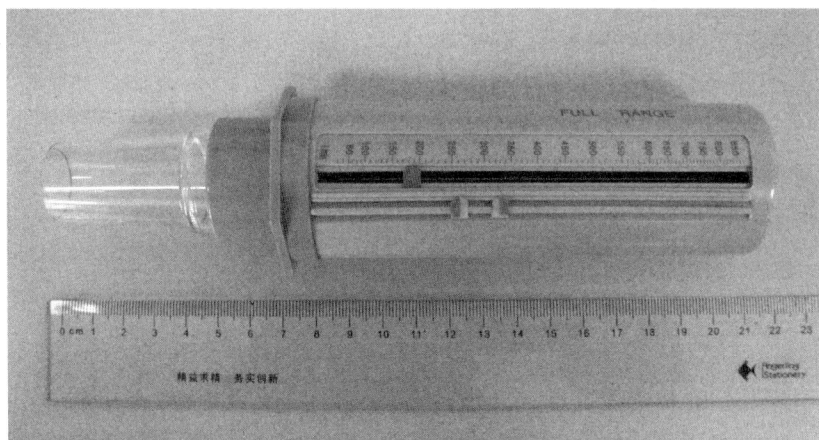

图 9-1　微型峰流量仪

第三节　慢性阻塞性肺疾病胸部 CR 技术与 DR 技术的应用

一、计算机 X 线摄影

计算机 X 线摄影（computed radiography，CR）是一种使用可记录并由激光读出 X 线影像信息的成像板（image plate，IP）作为载体，经 X 线曝光及信息读出处理，形成数字式平片影像的数字化 X 线摄影技术。CR 系统 X 线曝光实现了用影像板来接收 X 线下的模拟信息，然后经过模拟转换来实现影像的数字化。CR 的信息转换部分主要由激光阅读仪、光电倍增管和模拟转换器组成。成像板在 X 线下受到第一次激发时储存连续的模拟信息，在激光阅读仪中进行激光扫描时受到第二次激发而产生荧光（荧光的强弱与第一次激发时的能量精确地成比例，并成线性正相关）。该荧光经高效光导器采集和导向，进入光电倍增管转换为相应强弱的电信号，然后进行增幅放大、模拟转换成为数字信号。CR信息处理时，根据诊断需要，常用相关处理技术（包括谐调处理技术、空间频率处理技术和减影处理技术）实施影像的处理，从而实现影像质量的最优化。影像板被扫描后所获得的影像信息一般被存储在光盘中，随时可以刻录或读取，同时进行存储和打印。

传统的 X 线摄影都是以普通的 X 线胶片作为探测器，接受一次性曝光后，经冲洗来形成影像，但所获得的影像始终是一种模拟信息，不能进行任何处理。由于 CR 设备价格日益低廉以及数字化的优势，使 CR 成像逐渐代替胶片成像，且能节省可观的运行成本，因此较适用于社区医院的放射科。

二、数字 X 线摄影

数字 X 线摄影（digital radiography，DR）由电子暗盒、扫描控制器、系统控制器和影像监示器等组成，直接将 X 线光子通过电子暗盒转换为数字化图像。对患者而言，DR 受照射剂量减小而拍片影像更为清晰。由于采用数字技术，DR 可以根据临床需要进行各种图像后处理，如图像自动处理技术、边缘增强清晰技术、放大漫游、图像拼接、兴趣区窗宽和窗位的调节，以及距离、面积、密度测量等。DR 技术动态范围广，X 线光子检出效率（the detective quantum efficiency，DQE）高，具有很宽的曝光宽容度，即使曝光条件稍差，也能获得很好的图像。DR 具有快速、便捷、图像清晰、易存储等特点，是当前放射技术的发展趋势，有利于提高医疗诊断的质量。DR 的出现改变了以往传统的摄影、成像方法，实现了由模拟 X 线图像向数字 X 线图像的转变，时间分辨率明显提高，曝光后 10s 即可获得数字影像，极大地提高了工作效率。DR 技术在许多方面都优于普通 X 线摄片，与CR 技术比较，亦有较大的优越性。

第四节　慢性阻塞性肺疾病常用的肺通气功能测试

肺通气功能是衡量空气进入肺泡及气体从肺泡排出过程的指标。常用的分析指标有每分钟通气量、最大通气量、用力肺活量和肺泡通气量等。

一、每分钟通气量

VE 是指在静息状态下人体每分钟吸入或呼出的气体总量。每分钟通气量＝潮气量×呼吸频率(次/min)。受检者安静卧床休息 15min,待呼吸平稳后,与肺量计相连开始测定。重复呼吸 2min,同时记录呼吸曲线与自动氧耗量。选择呼吸曲线平稳、基线呈水平状态、氧摄取曲线均匀的 1min,计算 VE。

VE 的临床意义:男性约 6.6L,女性约 5.0L。超过 10L 为通气过度,低于 3.0L 表示通气不足。

二、最大通气量

MVV 是指在单位时间内,以最快呼吸频率、尽可能深的呼吸幅度进行呼吸,所能获得的通气量,通常以 1min 计算,亦称每分钟最大通气量。

(一)测定方法

受试者取坐位或立位,夹鼻夹,口接咬口器,与肺量计相连,平静呼吸 4～5 次后,以最快呼吸速度与最大呼吸幅度持续重复呼吸 12s 或 15s,要求呼吸次数达 10～15 次。休息 10min 后再重复一次。为使测定成功,事前要向受检者充分说明,且测定过程中对受检者发出适时的指令并持续地指导与鼓励才能取得最佳结果。选择呼吸速度均匀、幅度一致、持续达 12s 或 15s 的一段曲线,将其呼出或吸入的气量乘 5 或 4,即得 MVV。休息 5～10min 后重复测定,重复测定值的差异应小于 10%,选取其中最大值作为实测值。MVV 实测值占预计值的 80% 以上为正常。MVV 与 FEV_1 成正相关,$MVV \approx FEV_1 \times 35$,故由 FEV_1 可以粗略推算 MVV。

(二)注意事项

最大通气量测定是较为剧烈的呼吸运动,正常人经过 15s 持续快速大幅度的呼吸运动后,体内 CO_2 可减少 500ml,$PaCO_2$ 下降 20mmHg,故严重心肺疾病(如近期大咯血、心肌梗死、严重心律紊乱、重度肺气肿等)患者均不宜进行此项测定。

(三)临床意义

MVV 是一项简单而实用的负荷试验,用于了解肺组织的弹性、气道阻力、胸廓的弹性和呼吸肌的力量,是一项综合评价肺通气功能储备量的可靠指标,男性约 104L,女性约 82L。MVV 既可反映气道阻塞的严重程度,又可了解受检者的呼吸储备能力、肌肉强度和动力水平。MVV 及其相应指标通气储量(%)常用于胸腹部手术前的肺功能评价。

(1)最大通气量降低见于:①气道阻力增加,如慢性阻塞性肺疾病、支气管哮喘或支气管肿瘤等;②肺组织损害,如肺炎、肺结核、肺泡出血、肺水肿、肺间质纤维化等;③胸廓、胸膜病变,如严重脊柱后侧弯、肋骨骨折、气胸、大量胸腔积液等;④神经系统疾病和呼吸肌功能障碍或药物影响,如麻醉、脑炎、脊髓灰质炎和重症肌无力等;⑤阻塞性通气障碍时MVV明显降低,限制性通气障碍时MVV可正常或降低。

(2)通气储量:通气储量(%)＝(MVV－VE)/MVV×100%。一般是以实测值占预计值的百分比作为判断指标,正常值≥93%,低于80%为减少;低于86%提示通气储备不佳,胸部手术须慎重考虑;在70%～60%时为手术相对禁忌;60%以下一般为手术禁忌。

(3)气促指数(air velocity index,AVI):AVI是反映呼吸困难性质的参考指标之一,对阻塞性或限制性通气功能损害的鉴别有一定的价值。AVI＝MVV实测值占预计值%/VC实测值占预计值%。AVI<1.0为阻塞性通气功能损害,AVI>1.0为限制性通气功能损害。

三、时间肺活量

时间肺活量是指用力呼吸过程中随时间变化的呼吸气量,其中临床最常用的是用力呼气量(FEV),即用力呼气时肺容积随时间变化的关系。

(一)测定方法

受检者取立位,与肺量计相连后,做最大吸气,屏气1s后以最大努力、最快速度呼气,持续、均匀、快速呼尽,重复2次。选取最佳曲线,要求起始部陡直,终末部平坦达0.5～1.0s,整个曲线平稳、光滑。自曲线上计算第1、2、3秒的呼气容积及其各占FVC的百分比,分别记为FEV_1、$FEV_1/FVC\%$、FEV_2、$FEV_2/FVC\%$、FEV_3、$FEV_3/FVC\%$。临床常用相对值,正常者分别为83%、96%、99%,健康者在3s内可将肺活量几乎全部呼出。

(二)常用的检测指标及临床意义

1. 用力肺活量(FVC)

FVC是指最大吸气(TLC位)后以最大的努力、最快的速度呼气至完全(RV位)的呼出气量。在正常情况下,FVC与VC一致,当气道阻塞时,FVC<VC。

2. 第一秒用力呼气容积(FEV_1)

FEV_1是指最大吸气至TLC位后1s内的最快速呼气量。FEV_1既是容积测定值,也是流量测定值,即1s内的平均呼气流量测定,且其测定的稳定性和可重复性较佳,是肺功能受损最主要、最常用的指标。

3. 1秒率(FEV_1/FVC或FEV_1/VC)

1秒率为FEV_1与FVC或VC的比值,前者正常值男性为(3179 ± 117)ml,女性为(2314 ± 48)ml;后者均应大于80%。1秒率用于分辨FEV_1的下降是由呼气流量还是呼气容积减少所致,是判断气道阻塞最常用的指标。

4. 通气功能障碍类型的判断

(1)阻塞性通气功能障碍表现为VC正常或减低,FEV_1/FVC减低,RV增高,TLC正常或增高,RV/TLC明显增高。

(2)限制性通气功能障碍表现为VC减低,FEV_1/FVC正常或增高,RV减低,TLC减低,RV/TLC 正常或轻度增高。

四、流量-容积曲线(flow-volume curve,F-V 曲线)

流量的时间积分为容积,反之,容积的时间微分即为流量。由于现代计算机技术的发展,可瞬时将容积和流量的函数进行计算,并描记出流量与容积的关系,故测试和显示均极为方便,目前 F-V 曲线是最为常用的肺通气功能检查项目。F-V 曲线在呼吸相构成一密闭的环状,故亦称流量-容积环(F-V loop)。

1. F-V 曲线特征

F-V 曲线可提供不同肺容积位下的流量特征,对临床诊断有较大的帮助。最大呼气相流量-容积曲线(maximal expiratory flow-volume,MEFV)的特点是呼气早期流量迅速增至最高值(呼气峰流速,或称最大呼气流量),峰值点约位于 TLC 位至 75%TLC 位之间,其值与受试者的努力程度有关,即高肺容积时呈现呼气流量用力依赖性。在呼气相中后期,即低肺容积时,呼气流量与用力无明显关系,此为低肺容积的呼气流量用力非依赖性。F-V 曲线随肺容积降低而缓慢均匀下降,逐渐向下倾斜至 RV 位。PEF 至 RV 位基本成一直线关系。

2. 等压点学说

MEFV 曲线特征可用等压点学说阐明。用力呼气时,由于气流阻力的作用,在肺内气体沿周围气道呼出至气管开口端的过程中,气道内压逐渐下降,当气道内压降至与胸内压相等的某一点,该点称为等压点。依据等压点学说,气道可分为两段:自等压点至肺泡侧的较小气道称为上游段,等压点至气道开口的较大气道为下游段。上游段气道内压大于胸内压,管腔不会被压缩;下游段气道内压小于胸内压,故气道被压缩,管腔变小。但等压点位置在用力呼气过程中并非固定不变,它所反映的是动态的生理变化。从动力学角度而言,肺泡弹性回缩力是肺泡等压点气道内产生流量的驱动力。驱动力愈大,气道阻力愈小,则等压点离肺泡愈远。这见于高肺容积用力呼气时,等压点移至大气道,其下游段气道因有气管软骨环支持而不被压缩,气道阻力小。因此,高肺容积时气流量具有用力依赖性,随着呼气肺容积减小,驱动力下降,等压点渐向周围气道移动。这时下游段气道在胸内压作用下被挤压,管腔狭小,气道阻力增大,抵消了胸内压作用于肺泡增加呼气流量的作用力,表现为流量自我受限,即低肺容积下呼气流量的非用力依赖性。

当发生小气道病变或阻塞性通气功能障碍时,气道阻塞和狭窄加重,等压点向上游移动。在较高的肺容积位亦会出现明显的流量受限,因而呈现 F-V 曲线呼气相降支向容积轴凹陷的特征性图形。此时因气体闭陷,导致 RV 和 TLC 增大。而在限制性通气功能障碍时,相应肺容量位的呼气流量并未受到影响,MEFV 下降支的变化与正常无异(仍为直线均匀下降),仅表现为肺容量减小。

3. 常用指标

(1)呼气峰流速(PEF):用力呼气时的最高流量。PEF 是反映气道通畅性及呼吸肌力量的一个重要指标,与 FEV_1 成高度相关。PEF 亦可通过微型呼气峰流量仪测定,详见 PEF 测定。

(2)用力呼气25％肺活量(余75％肺活量)的瞬间流量(forced expiratory flow after 25％ of the FVC has been exhaled，FEF25％，V_{75})：FEF25％是反映呼气早期的流量指标，大气道阻塞时其值明显下降。

(3)用力呼气50％肺活量(余50％肺活量)的瞬间流量(FEF50％，V_{50})：FEF50％是反映呼气中期的流量指标，该值与最大呼气中期流量(maximal mid-expiratory flow，MMEF)相近。

(4)用力呼气75％肺活量(余25％肺活量)的瞬间流量(FEF75％，V_{25})：FEF75％是反映呼气后期的流量指标，为MMEF的1/2。其临床意义与FEF50％、MMEF相似。

MMEF与FEF50％及FEF75％共同参与对小气道功能障碍的判断。这3个指标中如有2个以上下降(＜65％正常预计值)，则反映有气道阻塞或小气道病变。

(5)半肺活量位呼气流量与吸气峰流量(peak inhale flow，PIF)的比值(FEF50％/PIF50％)：FEF50％/PIF50％是反映上气道阻塞的重要指标，正常值＜1。若该比值＞1，则提示可能有胸外型上气道阻塞。吸气峰流量是用力吸气时的最高流量。

(6)最大呼气中期流量(MMEF)：又称用力呼气中期流量(FEF25％～75％)，是指用力呼气25％～75％肺活量时的平均流量。

低肺容积位的流量受小气道直径影响，流量下降反映小气道阻塞。FEV_1、FEV_1/FVC和气道阻力均正常者，其MMEF值却可能低于正常值，因此可作为早期发现小气道疾患的敏感指标，其敏感性较FEV_1为高，但变异性也较之为大。

五、肺泡通气量

VA是指在安静状态下，每分钟吸入气体能达到肺泡并进行气体交换的有效通气量。潮气量(tidal volume，TV)是指平静呼吸时每次吸入或呼出的气量。正常呼吸时，呼吸性细支气管以上的气道仅起气体传导作用，不参与肺泡气体交换，为解剖无效腔或死腔；部分进入肺泡的气体因无相应的肺泡毛细血管血流与之进行气体交换，亦无法进行气体交换，是为肺泡无效腔。解剖无效腔和肺泡无效腔合称生理无效腔(生理死腔)，而不能进行气体交换的这部分气体称为死腔通气量(volume of dead space，VD)。在正常情况下，因通气/血流比例正常，肺泡死腔量极小，可忽略不计，因此生理死腔量基本等于解剖死腔量。解剖死腔量一般变化不大(除支气管扩张外)，故生理死腔量变化主要反映肺泡死腔量的变化。

(一)测定方法

受检者取坐位，休息15min，夹鼻夹，口含咬口器，待呼吸平稳后，收集呼出气，测定呼出气二氧化碳分压($PECO_2$)，并在收集呼出气之末取动脉血或动脉化耳血测定$PaCO_2$。依改良Bohr公式：VD/VT＝($PaCO_2$－$PECO_2$)/$PaCO_2$可计算出无效腔通气比值，则VA＝VE×(100－VD/VT)％。

(二)常用的检测指标及临床意义

1.肺泡通气量成人正常值为3～7L。肺泡通气量能确切反映有效通气量的增加或减少。

2. 肺泡通气量减少,提示肺通气量减少和(或)生理死腔量增大。见于各种原因引起的肺血管床减少、肺血流量减少或肺血管栓塞,提示换气功能的异常,如慢性阻塞性肺疾病、肺炎、肺不张、麻醉、重症肌无力等通气不足性疾病;血气分析示Ⅱ型呼吸衰竭和呼吸性酸中毒。若每分钟通气量不变,呼吸浅快时潮气量减少,而解剖死腔量不变,则肺泡通气量下降。因此,从肺泡通气量的角度考虑,深而慢的呼吸较浅而快的呼吸为好。

3. 肺泡通气量增加可见于酮症酸中毒、癔症、高通气综合征等肺泡通气过度性疾病,血气分析示呼吸性碱中毒。

六、肺量计测定方法

由于传感器技术的发展及计算机技术应用的普及,因此目前大多数肺量计均已计算机化,时间由计算机自动记录,呼吸容积及流量可同时和瞬时测定,其测定方法详见 F-V 曲线测定。

1. 检测仪器准备

(1)选用能满足一定技术要求,如符合美国胸科学会(American Thoracic Society,ATS)标准的肺功能仪器。

(2)每天开机时需经定标器(推荐用 3.000L)标化/确证该仪器工作正常(误差应在±3%以内)。

(3)做室温、室压、湿度等的体温与压力饱和度(body temperature and pressure-saturated,BTPS)校正(日间室温变化较大的实验室需做适时校正)。

2. 检测动作规范

(1)指导者:①询问受试者的病史、吸烟史、最近用药情况等,排除用力肺功能检测禁忌证。②向受试者详细解释检测步骤及注意事项。③指导者做示范演示,包括完全吸气、爆发力呼气和继续连续呼气,可配合语言和身体动作,力求使受试者充分明白检测动作。④在受试者检测时不断提示和鼓励受试者。

(2)受试者:①受试者取坐位并坐直不靠背,双脚着地,双目平视,避免头过于后仰或低头俯身。②练习上述呼吸动作,掌握动作要领。③口含咬口器,用唇紧密包绕咬口器以保证不漏气,夹鼻夹。④在平静呼吸后完全吸气,然后用力、快速、完全呼气,要求爆发力呼气,起始无犹豫,呼气中后期用力程度可略减,但在整个呼气过程中无中断,直至呼气完全,避免咳嗽或双吸气。⑤在呼气完全后用力快速吸气至完全。测试结果应满足可接受的质控标准。⑥休息片刻后(依患者情况而定),重复上述③④⑤项测定,至少完成测定 3 次,一般不超过 8 次。

3. 质量控制标准

(1)外推容积:时间容积曲线上 TLC 位延长线与最大呼气流量的斜率线的相交点 A 的垂线与时间容积曲线的相交点 B 之间的容积,即为用力呼气时间零点(A 点垂线与时间轴的交点)前所呼出的气体容积。外推容积应小于 5%FVC 或小于 0.15L,取最大值。

(2)呼气时间:呼气时间≥6s,或呼气相时间容积曲线显示呼气容积出现平台,持续时间≥1s。

(3)F-V 曲线:起始无犹豫;PEF 尖峰迅速出现,在整个呼气过程中连续无中断,无咳嗽,曲线平滑,一气呵成;吸气相同样应尽最大努力,呈半圆弧状,流量环闭合。

(4)重复性:一般要求最佳2次FVC及FEV_1的变异小于5%或小于0.2L。

依重复性测试结果,可分为五个等级判断:

A级:最佳2次可接受的FEV_1的差值≤0.1L;

B级:最佳2次可接受的FEV_1的差值≤0.2L;

C级:最佳2次可接受的FEV_1的差值>0.2L;

D级:只有1次FEV_1满足可接受的质量控制标准;

F级:所有肺功能测试均不满足可接受的质量控制标准。

(5)取值标准:取FVC和FEV_1最大值,其余参数可取最佳曲线(FVC+FEV_1值最大的曲线)上的参数值。

4. 注意事项

(1)检测过程中注意排除漏气(最常见情况为口唇未紧闭、未夹鼻夹或鼻夹脱落)、呼气时声门关闭、呼气停顿、双吸气、咳嗽等因素,以免对肺功能结果产生影响。

(2)外推容积在目前多数肺功能仪中可自动计算,是评估呼气早期爆发力的较好指标。而一些简易的肺功能仪可能无该项指标显示。

(3)在起始用力呼气后,由于呼气中后期呼气流量非用力依赖,因此此时可指导受试者只需保持呼气动作,而身体可适度放松,无须过于紧张。

(4)检测时最好能同时观察时间容积曲线和流量容积曲线,实时了解受试者呼吸是否符合质量控制要求。

(5)部分气道阻塞严重者呼气时间可长达20s仍未能出现呼气容积平台,此时必须严密观察受试者情况,防止其晕厥或摔倒,必要时,可中断呼气。

(6)若部分受试者用力呼吸的配合程度不佳,则会影响测试结果(尤其是峰流量和肺活量),应在结果报告中详细说明,以供临床参考。

(7)重复性检验对受试者的质量控制甚有帮助,但并非所用重复性测试均满足A级标准,某些受试者尽管已尽最大努力,但仍可能只有C级、D级甚至F级,并不能因此放弃该肺功能试验,但需在报告中予以说明,提醒临床医师注意。

(8)多次受试者可作时间容积曲线和流量容积曲线的重叠打印,这对可重复性的评判甚有帮助。

(9)由于存在个体的日内变异,下午测定值可高于上午,因此若需进行纵向比较(如治疗一段时间前后比较),则最好能于同一时段前后2小时内进行。

(10)在使用呼吸过滤器时,应详细了解该过滤器的阻力大小是否足以影响呼吸流量。

(11)正常参考值的选取是评价肺功能是否正常的基础,各实验室应尽量选取与其相适应(如地区、受试人群、检测方法等相似)的正常参考值,这对于正确的结果分析非常重要。穆魁津、刘世婉教授主编的《全国肺功能正常值汇编》可作为参考资料。

(12)气道敏感性较高的受试者在多次重复用力呼吸时可能诱发气道痉挛,从而使呼吸容积和流量递次减少,此时重复性标准(如上述最佳2次FVC及FEV_1的变异小于5%或小于0.2L)就不可能达到,须在结果报告中予以说明。

七、适应证与禁忌证

1. 适应证

有下列需求又无禁忌证者,如判断通气功能障碍类型及程度;根据评定结果,进行呼吸功能训练。

2. 禁忌证

呼吸功能衰竭,及其他系统严重病变、不能配合检查者。

第五节 肺部呼气功能康复训练技术

肺部呼气功能康复训练技术,即肺功能康复训练过程中可以根据训练适应性,循序渐进,实现调节呼气时气道压力的可控性;即可调节呼气肌呼气时的阻力大小,主动锻炼膈肌等呼气肌;使气道受阻的肺功能不良者在呼气时,气道内的压力对易于塌陷的气道产生支撑作用,能有效地呼出机体代谢所产生的 CO_2 气体。

一、实用技术方案

采用废弃矿泉水瓶制成杯形透明容器,杯形容器壁上设有刻度,根据刻度调整容器内的水位以与肺部呼出气体时所遇的压力相当,形成呼气时的气道正压,对易于塌陷的气道产生支撑作用,使气道受阻的肺功能不良者能有效地呼出机体代谢所产生的 CO_2 气体;废弃矿泉水瓶上部切割下的上 1/3 部分,反向成倒圆锥状顶盖,中心有直径为 2.4cm 的大圆孔,倒圆锥状顶盖壁上带有直径为 5mm 的分两层均匀排列的气孔和透水孔 16 个,倒圆锥状顶盖的边缘带有 8 个反转叶瓣样钩扣。由 2 根长度为 26cm、直径为 10mm 的聚丙烯树脂材质薄壁管子组成双吹气管。2 根管子的上、下 1/4 段处各用透明胶带缠绕固定,吹管的横截面积与使用者缩唇动作时的口唇开口面积相近。通过倒圆锥形顶盖中心大圆孔插入容器水中,直达底部(见图 9-2)。使用者可根据呼吸能力调整水位和呼气阻力,肺功能康复训练时使用和操作简便,解决了以往在肺功能康复训练中不能准确调整呼出气时的压力现象,实现调节呼气时气道压力的可控性。

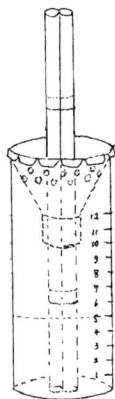

图 9-2 一种肺部呼气功能康复训练用装置示意图

二、康复训练方法

训练装置应专人专用，每次使用前与使用后须清洗和换水，并用酒精棉球消毒吹管咬口处。当进行肺功能康复训练时，使用者取立位或坐位，手持本体、顶盖与吹管合一的肺部功能康复训练用的装置，调整瓶体水位高度达预定位置。口部含住吹管，口唇与吹管接触部位尽量密闭不漏气，吹管插入装置水位线以下的底部。做腹式呼吸动作，以鼻缓缓吸气，以口缓缓呼气至最大量，呼气肌要克服的气道压力与水位高度相当，即水位为 3cm 时，呼气压力要超过 3cm 水柱，呼出气体才能经过吹气管从水底溢出，气体由气孔排出，溢出的液体由透水孔流回容器。呼吸动作反复进行，每次 20min，每日 2 次；或根据使用者的具体情况，训练至预定时间。

患者在肺功能康复训练过程中可以根据训练的适应程度，循序渐进，由开始训练时的水位高度 3cm，约每周升高 1cm，逐渐提高装置中的水位至 10cm，以调节呼气肌呼气时的压力，主动锻炼膈肌等呼气肌。这种方法使气道受阻的肺功能不良者在呼气时，气道内的压力对易于塌陷的气道产生支撑作用，有效地呼出机体代谢所产生的 CO_2 气体。患者每天重复训练，可达到肺通气功能逐步康复的目的。

（诸葛毅）

第十章　慢性病及慢性阻塞性肺疾病社区健康档案管理

居民健康档案是居民健康管理过程规范和科学的记录,是满足居民自我保健和健康管理、健康决策需要的信息资源,也是医疗卫生保健服务中不可缺少的环节。健康档案以居民个人健康为核心,贯穿其整个生命过程,涵盖各种健康相关因素。

居民健康档案是健康管理的重要组成部分。健康管理是以现代健康概念为核心(生理、心理和社会适应能力),适应新的医学模式转变(生理-心理-社会医学模式),弘扬"治未病"传统思想,运用管理学的理论和方法,通过对个体或群体健康状况及影响健康的危险因素进行全面检测、评估和干预,实现促进健康为目标的健康服务过程,用最优化的资源投入获取最大的健康效益。

慢性阻塞性肺疾病患者健康档案的建立与完善,是慢性阻塞性肺疾病社区管理的基石。

第一节　慢性病及慢性阻塞性肺疾病健康档案的基本要求

一、个人健康档案

个人健康档案是指自然人从出生到死亡的整个过程中,其健康状况的发展变化情况以及所接受的各项卫生服务记录的总和。个人健康档案包括两部分内容:一是以健康问题为导向的记录,二是以预防为导向的记录。以健康问题为导向的记录通常包括患者的基础资料、健康问题目录、问题描述、病程流程表、检验及检查的项目和结果、转会诊记录等。以预防为导向的记录通常包括预防接种、周期性健康检查、儿童生长与发育评价、患者教育、危险因素筛查及评价等,通过预防服务的实施,达到早期发现疾病及相关危险因素,并加以干预的目的。

二、家庭健康档案

家庭是个人生活的主要环境之一,其影响个人的遗传和生长发育,影响疾病的发生、发展、传播及康复。家庭与居民的健康息息相关。家庭健康档案是居民健康档案的重要组成部分。家庭健康档案是以家庭为单位,记录其家庭成员和家庭整体在医疗保健活动中产生的有关健康基本状况、疾病动态、预防保健服务利用情况等的文件材料,主要包括家庭的基本资料、家系图、家庭卫生保健、家庭主要问题目录及问题描述、家庭各成员的健康档案,是实施以家庭为单位的医疗保健的重要参考资料。

三、社区健康档案

社区健康档案是记录社区自身特征和居民健康状况的资料库。以社区为单位,通过入户居民卫生调查、现场调查和现有资料搜集等方法,搜集和记录反映主要健康特征、环境特征和资料及其利用状况的信息,并在系统分析的基础上评价居民的健康需求,最终达到以社区为导向,进行整体性、协调性医疗保健服务的目的。

四、健康档案构建的内涵要求

1. 资料的真实性

健康档案是由各种原始资料组成的,这些原始资料应能真实地反映居民当时的健康状况,如实地记载居民的病情变化、治疗经过、康复状况等详尽的资料。在记录时,对于某些不太明晰的情况,一定要通过调查获取真实的结果,绝不能想当然地加以描述。已经记录在案的资料,绝不能出于某种需要而任意改动。健康档案除具有医学效力外,还具有法律效力,这就需要确保资料真实、可靠。

2. 资料的科学性

居民健康档案作为医学信息资料,应按照医学科学的通用规范进行记录。各种图表制作、文字描述、计量单位使用都要符合相关规定,做到准确无误、符合标准。实际工作中经常使用的健康问题的名称要符合疾病分类的标准,健康问题的描述要符合医学规范。

3. 资料的完整性

居民健康档案在记录方式上虽然比较简洁,但记录的内容必须完整。这种完整性一是体现在各种资料必须齐全,一份完整的健康档案应包括个人、家庭和社区三部分;二是所记录的内容必须完整,如居民个人健康档案应包括患者的就医背景、病情变化、评价结果和处理计划等。

4. 资料的连续性

以问题为导向的记录方式及其使用的一些表格与传统的以疾病为导向的记录方式有显著区别。以疾病为导向的记录方式是以患者某次患病为一个完整资料保存下来的,对患者整个生命过程中的健康变化很难形成一个连续性的资料。而以问题为导向的记录方式是把居民的健康问题进行分类记录,每次患病的资料可以累加,从而保持了资料的连续性;而且通过病情流程表,可以把健康问题的动态变化记录下来。

5. 资料的可用性

一份理想的健康档案不应成为一叠被搁放在柜子里、长期贮存起来的"死"资料,而是保管简便、查找方便、能充分体现其使用价值的"活"资料,这就要求健康档案的设计应科学、合理,记录格式简洁、明了,书写条理清晰,善于使用关键词、关键句。

五、健康档案的基本内容

健康档案是指居民身心健康(正常的健康状况、亚健康的疾病预防、健康保护促进、疾病治疗等)过程的规范、科学记录。

以问题为导向的健康档案记录方式(problem oriented medical record,POMR)是1968 年由美国 Weed 等首先提出的,要求医生在医疗服务过程中采用以个体健康问题为导向的记录方式。POMR 目前已成为世界上许多国家和地区建立居民健康档案的基本方法。档案管理包括档案收集、档案整理、档案价值鉴定、档案保管、档案编目和档案检索、档案统计、档案编辑和研究、档案提供利用 8 个部分。由于现代档案管理工作已成为一个复杂的系统,因此也有按多层次进行划分的方法,其第一层次分为档案实体管理和档案信息开发两个子系统,各子系统又下分若干层次小系统。档案实体管理分收集、整理、鉴定、保管和统计等工作环节。

第二节　慢性病及慢性阻塞性肺疾病健康档案的管理

一、居民健康档案管理流程

(一)建立健康档案的基本原则

建立健康档案的主体为社区医院(乡镇卫生院、乡镇社区卫生服务中心)、社区卫生服务站(村卫生室)的门诊、住院、预防保健等科室的医务人员。建立健康档案的基本原则应体现以下几点:

(1)自愿为主,多种方式相结合　在农村居民自愿基础上,采取多种方式建立健康档案,不要求采用统一的方式建立健康档案。

(2)体现健康管理和连续性服务的特点　健康档案是在传统意义基础上扩大的病历记录,包括居民的基本信息、临床与保健记录等内容。通过健康档案的有效管理,能够体现健康管理和连续性服务的特点。

(3)科学性与灵活性相结合　档案管理首先不能远离医务人员,以免利用不便,成为实际意义上的"死档"。同时,要保持健康档案的科学性,对上门接受服务的人群一个家庭一套;尽管目前人力、物力、财力的条件有所限制,但农村居民建立健康档案逐渐普及,分批、有重点地针对重点人群先行建立档案并进行动态管理,也可对参加新型农村合作医疗的人群先行建立健康档案。可采取多途径的信息采集方式,建立居民个人健康档案。居民无论接受何种性质的卫生服务,只要与社区医院(乡镇卫生院、乡镇社区卫生服务中心)、社区卫生服务站(村卫生室)或预防保健部门发生联系,这些部门就要对居民建立或者更新居民的个人健康档案。

(二)管理程序

1. 重点管理人群

社区居民健康档案的服务对象分为两大类:一类为到社区卫生服务机构就诊(或参加周期性健康体检、寻求健康咨询和指导等)的常住居民;一类为重点管理人群,如慢性阻塞性肺疾病患者被列入重点管理人群,其他慢性病(如高血压、糖尿病等部分病种)的患者亦被列入重点管理人群等。

2. 建档方式

对于首次就诊者,医务人员应依据自愿原则为其建立健康档案;而对于重点管理人群,则主要根据当地政府部门有关重点人群管理要求,通过入户服务(访视或调查)、疾病筛查、健康体检、门诊接诊等方式,由责任医务人员在居民家中或现场工作,据其主要健康问题和卫生服务需要填写相应记录,分期、分批建立健康档案。对于需要建立健康档案的居民,医务人员应耐心解释健康档案的作用,促使居民主动配合健康档案的建立。

3. 建立患者个人健康档案

个人健康档案包括居民基本情况、主要问题目录、周期性健康体检表、服务记录表(接诊记录、各种重点人群随访表)等。

4. 发放居民健康档案信息卡

对于已建立健康档案的居民,同时为其填写和发放居民健康档案信息卡,嘱其在复诊或随访时使用。健康档案信息卡的形式可以多样,其目的是便于查找健康档案。

5. 建立家庭健康档案

在建立个人健康档案的基础上建立家庭健康档案,包括家庭成员一般情况、家庭成员主要健康问题目录、家庭社会经济状况、人员变更情况等内容。

完成慢性阻塞性肺疾病患者健康档案的建立工作后,将患者信息输入计算机的健康档案管理系统,建立电子化健康档案。已建档患者在复诊或随访时,持居民个人医保卡,由医务人员刷卡,即可从计算机的居民健康档案管理系统内调取该居民的健康档案,接诊医务人员根据复诊或随访情况,填写相应表格或栏目,并补充和(或)更新主要问题目录。

二、慢性阻塞性肺疾病患者健康档案的计算机管理

慢性阻塞性肺疾病患者的健康档案纳入社区信息管理,配备满足信息管理工作需要的计算机、打印机、网络电话等仪器设备,提供慢性阻塞性肺疾病患者基本医疗服务管理信息和社区卫生统计信息服务。慢性阻塞性肺疾病患者健康档案管理应遵守社区医院(乡镇卫生院、乡镇社区卫生服务中心)、社区卫生服务站(村卫生室)信息管理工作的规章制度。改进电子健康档案,设立计算机慢性阻塞性肺疾病管理专项页面,建立连续、综合、个体化的健康信息记录资料库,其具有价格低、存储量大、占用空间小、存储时间长的特点,方便医务人员查阅。院内部分可记录患者住院时的基本情况及各项检查结果,院外部分可通过随访对患者进行各方面的指导,包括症状、体征、实验室检查、合并症、转诊、指导、用药等,并加以记录。将所有数据记录于患者的电子健康档案中,患者一旦就医,通过输入用户名和密码即可调出患者所有的健康信息。同时,借助管理系统可以方便、快捷地建立数据采集终端和数据存储后台之间的联系,便于系统的维护与升级,可为今后实现远程数据传输、远程医疗提供安全保障。社区慢性阻塞性肺疾病患者电子健康档案规范建档率要达到90%或90%以上。

三、评价指标

1. 健康档案建档率＝建档人数/辖区内常住居民数×100%。

2. 健康档案合格率＝填写合格的档案份数/抽查档案总份数×100％。

3. 健康档案使用率＝抽查档案中有动态记录的档案份数/抽查档案总份数×100％。

有动态记录的档案是指 1 年内有符合各类服务规范要求的相关服务记录的健康档案。健康档案计算机动态管理率≥80％,慢性病患者的健康档案内容每年至少更新 1 次,而 60 岁以上老年人每年至少更新 4 次。

四、医务人员职责

1. 已建档居民到社区医院(乡镇卫生院、乡镇社区卫生服务中心)、社区卫生服务站(村卫生室)复诊时,应持居民健康档案信息卡,在调取其电子健康档案后,由接诊医生根据复诊情况,及时更新、补充相应记录内容。

2. 在入户开展医疗卫生服务时,应事先查阅服务对象的健康档案并携带相应表单,在服务过程中记录、补充相应内容。根据实际工作需要,选用随访记录表 1 或随访记录表 2(见表 10-1 和表 10-2)记录。

3. 对于需要转诊、会诊的服务对象,由接诊医生填写转诊、会诊记录。

4. 所有的服务记录由责任医务人员或档案管理人员统一汇总、及时归档。

5. 农村地区建立居民健康档案可与新型农村合作医疗工作相结合。

五、工作制度

1. 健康档案的建立要遵循自愿与引导相结合的原则,在使用过程中要特别注意保护服务对象的个人隐私和家庭隐私。居民健康档案信息涉及个人隐私、家庭隐私,社区医院(乡镇卫生院、乡镇社区卫生服务中心)应建立健康档案信息使用审核登记制度,切实做好信息的保密工作。

2. 社区医院(乡镇卫生院、乡镇社区卫生服务中心)应对居民健康档案的数据信息实行专人管理、专用服务器存储和专人维护,定期做好数据备份,确保数据信息的安全。

3. 社区医院(乡镇卫生院、乡镇社区卫生服务中心)、社区卫生服务站(村卫生室)应通过多种信息采集方式建立居民健康档案。健康档案应及时更新,同时要保持资料的连续性。

4. 统一为居民健康档案进行编码。采用 16 位编码制,以国家统一的行政区划编码为基础,以乡镇(街道)为范围、村(居委会)为单位,编制居民健康档案唯一编码。同时将建档居民的身份证号作为身份识别码,为在信息平台下实现资源共享奠定基础。第一段为 6 位数字,表示县及县以上的行政区划,统一使用《中华人民共和国行政区划代码》(GB2260);第二段为 3 位数字,表示乡镇(街道),按照国家标准《县以下行政区划代码编码规则》(GB/T10114-2003)编制;第三段为 2 位数字,表示村民委员会或居民委员会,根据当地有关部门确定的编码规则进行编制;第四段为 5 位数字,表示居民个人序号,由建档机构根据建档顺序编制。在填写健康档案的其他表格时,必须填写居民健康档案编号,但只需填写后 7 位编码。

5. 按照国家有关专项服务规范要求记录相关内容,记录内容应齐全完整、真实准确、书写规范。各类检查报告单据和转诊、会诊的相关记录应粘贴留存归档。

6. 健康档案管理要具有必需的档案保管设施设备,按照防盗、防晒、防高温、防火、防潮、防尘、防鼠、防虫等要求妥善保管健康档案,指定专(兼)职人员负责健康档案管理工作,保证健康档案完整、安全。

7. 加强信息化建设,有条件的社区应利用计算机管理健康档案。

8. 居民健康档案的有关统计和分析信息由市、县(区)卫生行政部门按要求统一发布。

9. 其他机构,如政府有关部门、医疗机构、高等院校、科研机构等,因工作需要使用健康档案相关信息时,或社区卫生服务机构因工作需要对外使用健康档案信息时,应书面报县(区)卫生行政部门备案;居民健康档案信息不得用于任何商业用途。

10. 积极应用中医药为城乡居民提供中医健康服务,相关信息记录也应纳入健康档案管理。

表 10-1　慢性阻塞性肺疾病患者随访记录表 1

本次随访时间	___年___月___日		随访方式	1.门诊　2.家庭　3.电话	
症　状	1.头痛 2.头晕 3.心悸 4.胸闷 5.胸痛 6.咳嗽 7.咳痰 8.呼吸困难 9.多饮 10.多尿 11.体重下降 12.乏力 13.关节肿痛 14.视力模糊 15.四肢麻木 16.消瘦 17.尿痛 18.便秘 19.腹泻 20.恶心呕吐 21.眼花 22.耳鸣 23.发热 24.鼻出血 25.水肿 26.多食 27.皮疹 99.其他				
现存主要健康问题	1.缺血性卒中 2.脑出血 3.蛛网膜下腔出血 4.短暂性脑缺血发作 5.其他脑血管疾病 6.糖尿病肾病 7.肾衰竭 8.急性肾炎 9.慢性肾炎 10.其他肾脏疾病 11.心肌梗死 12.心绞痛 13.冠状动脉血运重建 14.充血性心力衰竭 15.心前区疼痛 16.其他心脏疾病 17.夹层动脉瘤 18.动脉闭塞性疾病 19.其他血管疾病 20.神经系统疾病 99.其他系统疾病				
体　征	血压	___/___mmHg	FEV$_1$		___%
药物降压	药物名称 1		用法 1	___次/d,___mg/次或___片/次	
	药物名称 2		用法 2	___次/d,___mg/次或___片/次	
	药物名称 3		用法 3	___次/d,___mg/次或___片/次	
	药物名称 4		用法 4	___次/d,___mg/次或___片/次	
	服药情况	1.规律服药　2.间断服药　3.不服药			
	不良反应	1.无　2.有:___			
实验室检查					
行为或生活方式	吸　烟	___支/d		饮　酒	___g/d
	饮　食	1.合理　2.基本合理　3.不合理		运　动	1.每天　2.不运动　3.偶尔　4.每周一次以上
	是否有不良心理情绪			遵医行为	1.良好　2.一般　3.差
本次随访医生建议	1.药物治疗 2.限盐 3.减少吸烟或戒烟 4.减少饮酒或戒酒 5.减轻体重 6.减少膳食脂肪 7.放松情绪 8.转诊治疗,原因是___ 9.有规律体育运动 10.其他___				
控制情况	1.控制满意 2.控制不满意 3.副作用 4.并发症				
随访医生签名			下次随访时间		___年___月___日

表 10-2　慢性阻塞性肺疾病患者随访记录表 2

随访时间 项　目		___年___月___日	___年___月___日	___年___月___日
症状	咳　嗽			
	咳　痰			
	呼吸困难			
	其　他			
体征	口唇发绀			
	哮鸣音/湿啰音			
	下肢水肿			
	其　他			
生活方式	吸　烟	___支/d	___支/d	___支/d
	运　动	___次/周___min/次	___次/周___min/次	___次/周___min/次
		___次/周___min/次	___次/周___min/次	___次/周___min/次
	呼吸锻炼			
	心理调整			
实验室检查	血常规			
	其他检查			
用药情况	药物名称 1			
	用　法			
	药物名称 2			
	用　法			
	药物名称 3			
	用　法			
	其他药物			
	用　法			
	药物不良反应			
	服药依从性			
转诊	原　因			
	随访结果			
下次随访时间				
随访医生签名				

（诸葛毅）

第十一章　慢性阻塞性肺疾病的双向转诊

由于社区卫生服务机构在设备和技术条件方面的限制,因此部分无法确诊或危重的患者需要转移到上一级医疗机构进行治疗。上一级医疗机构对诊断明确、经过治疗病情稳定转入恢复期的患者和确认适宜者,重新让他们返回所在辖区的社区卫生服务机构继续进行治疗和康复。"双向转诊"实现了"小病进社区,大病进医院",积极发挥了大中型医院在人才、技术及设备等方面的优势,同时充分利用各社区医院的服务功能和网点资源,实现了基本医疗逐步下沉社区,而社区的危重病、疑难病的救治到大中型医院的目标。双向转诊制是在社区首诊基础上建立的扶持社区医疗卫生,解决"看病难、看病贵"的一项重要举措,对于减少由于城市综合性大医院承担大量常见病、多发病的诊疗任务而造成的医疗卫生资源浪费,以及基层医院和社区卫生服务机构需求萎靡、就诊量过少具有重要的意义。"双向转诊"有利于国家发展社区卫生服务的导向,把握"政府承担公共卫生及全民基本医疗"的医改新方向;满足社区卫生服务机构的医疗保健、人才培养、仪器设备等方面的需求,以"低收费、广覆盖"惠利于民。

第一节　慢性阻塞性肺疾病及慢性病社区管理的转诊

一、"双向转诊"制度

1. 对社区卫生服务机构因设备、技术不足而不能处理的患者,由全科医生负责会诊、转诊。

2. 为专科医院提供患者的健康资料,包括病史、临床检查资料等。

3. 对转诊患者进行随访,随时与专科医生联系,掌握患者在转诊治疗期间的治疗情况以及病情的发展变化。

4. 患者结束在专科医院的治疗后,要求专科医院提供转诊期间治疗及用药情况,并将患者转回到原来的社区卫生服务机构,做到双向转诊。

二、"双向转诊"的原则

1. 患者自愿原则:从维护患者利益出发,充分尊重患者的选择权,真正使患者享受到

"双向转诊"的方便、快捷。

2. 分级诊治原则：大病在医院，小病在社区；常见病、多发病在基层医院，危急重症在上级医院诊治。

3. 医疗资源共享原则：加强技术合作和人才的有效流动，促进卫生资源的合理利用。

4. 连续治疗原则：建立起有效、严密、实用、畅通的上转、下转渠道，为患者提供整体性、持续性的医疗照护。

三、"双向转诊"的程序

"双向转诊"的程序见图 11-1。

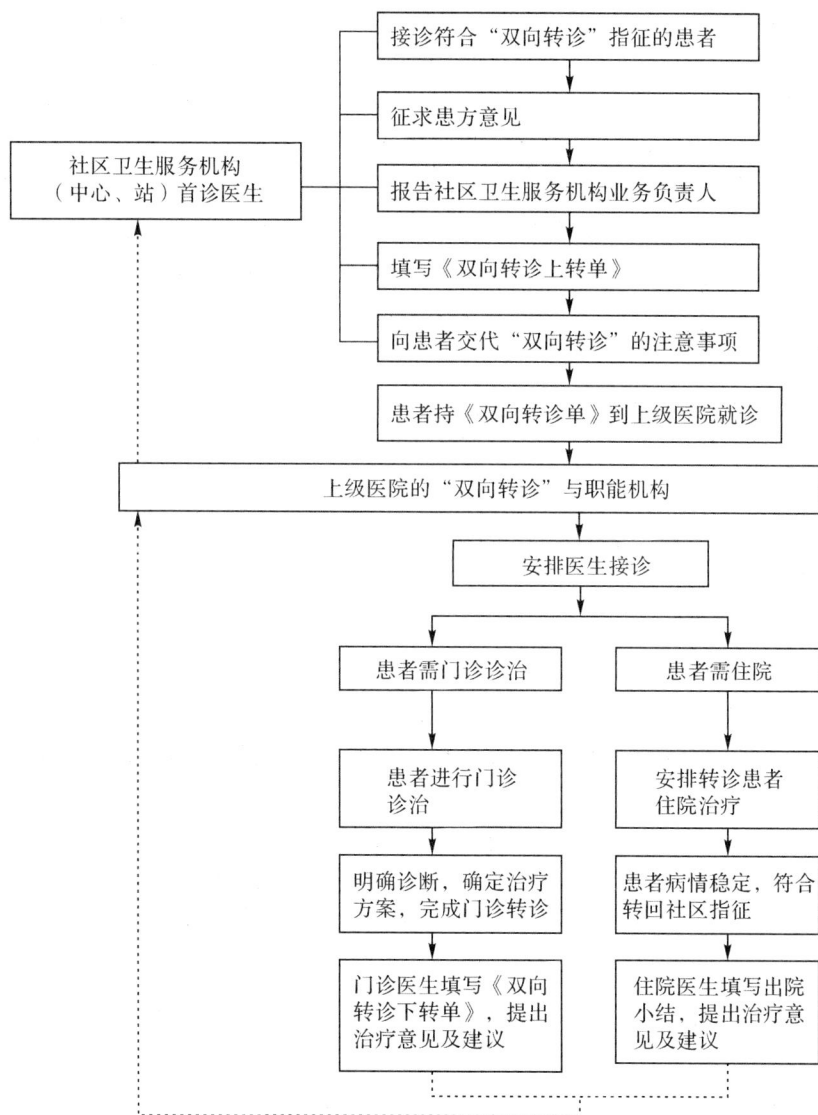

图 11-1　"双向转诊"程序示意图

注：实线表示上转过程，虚线表示下转过程。

1. 社区卫生服务机构上转患者时应填写《双向转诊上转单》,注明初步诊断,由经治医生签字并加盖公章,同时电话通知上级医院分管社区的工作人员,经认可后转诊。危急重症患者转诊时需派专人护送,并向接诊医生说明患者病情,同时提供相关的检查、治疗资料。

2.《双向转诊上转单》分存根栏与转诊栏,患者上转时需持《双向转诊上转单》就诊,存根栏由所转出社区卫生服务机构留存。

3. 上级医院在接诊后应认真填写《双向转诊接诊登记表》,并及时安排转诊患者至相应病区或门诊就诊。

4. 上级医院在接收社区卫生服务机构转诊患者,并进行相应的诊断治疗期间,专科医生有义务接受社区医生的咨询,并将患者的治疗情况反馈给社区医生。

5. 当患者诊断明确、病情稳定进入康复期时,上级医院专科医生应填写《双向转诊下转单》,说明诊疗过程、继续治疗的建议和注意事项,及时将患者转回社区卫生服务机构,并根据需要指导治疗和康复,必要时可接受再次转诊。

6. 实行临床检验及其他大型医疗设备检查资源共享。大型医疗设备检查由社区卫生服务机构电话预约检查日期,并告知患者做好相应准备。患者持社区医生开具的化验或检查申请单,直接到上级医院相应科室划价、收费后进行化验或检查。

四、"双向转诊"的参考指征

1. 常见重症上转参考指征(除急诊抢救外)

(1)各种损伤(交通事故、烧伤、烫伤等)、急性中毒(毒物、毒气、毒品等)病(伤)情较重或严重者;

(2)各种原因致大出血者;

(3)病情较危重者,社区卫生服务机构难以实施有效救治的患者;

(4)诊断不明确或常规治疗无效的患者,疑难复杂患者;

(5)严重精神障碍疾病的急性发作期患者;

(6)患恶性肿瘤需要行手术、化疗的患者;

(7)疾病诊治范围超出社区卫生服务机构核准诊疗登记科目的患者,因技术、设备限制或其他原因不能处理的患者。

2. 常见疾病下转参考指征(在向患者及其家属说明转诊优惠政策及新农合政策,征得同意后)

(1)各种危重症患者经救治后病情稳定、进入疗养康复期的病例;

(2)诊断明确,不需特殊治疗,或需要长期治疗的慢性病患者;

(3)手术后需要长期康复训练的患者;

(4)各种恶性肿瘤晚期非手术治疗的患者或需临终关怀的患者;

(5)需要护理和照护的老年患者;

(6)心理障碍等精神疾病恢复期可以在社区卫生服务机构进行恢复性治疗的患者;

(7)经治疗后病情稳定、具有出院指征,家属要求继续康复治疗的患者;

(8)一般常见病、多发病患者。

3.慢性阻塞性肺疾病"双向转诊"的依据和标准

大中型医院和基层医院对慢性阻塞性肺疾病患者进行分级管理的一项重要内容就是执行"双向转诊"制度,且以疾病的严重程度分级和急性发作期类型作为"双向转诊"的依据,这具有一定的科学性和可操作性。慢性阻塞性肺疾病的严重程度分级标准已在学术界基本达成共识,根据肺功能实测值 FEV_1 占预计值的百分比把慢性阻塞性肺疾病分为轻度、中度、重度和极重度四个等级。慢性阻塞性肺疾病"双向转诊"的必要条件是社区医护人员应掌握对慢性阻塞性肺疾病的规范诊疗。

(1)轻度慢性阻塞性肺疾病患者通常是通过对高危人群的肺功能普查发现的,适合在社区卫生服务机构进行治疗和随访。

(2)由于呼吸困难或疾病加重,中度慢性阻塞性肺疾病患者通常会自己到医院就诊。对于稳定期的中度患者,处理相对比较简单,若没有并发症,则适合长期在社区卫生服务机构就诊和随访。

(3)重度慢性阻塞性肺疾病患者气短加剧,有反复出现急性加重,从而影响患者的生活质量。在阶梯治疗中,这类患者常常需要使用吸入性糖皮质激素类药物,病情严重者由上级医院负责诊治。只有部分患者经积极治疗,病情长期处于稳定状态,生命体征平稳,才可以考虑在社区卫生服务机构就诊和随访。

(4)极重度慢性阻塞性肺疾病患者的生活质量明显下降,若出现急性加重,则可能危及生命,这类患者适于在上级医院就诊和随访。

(5)如果社区卫生服务机构的医护人员经过上级医院的专业培训,并形成慢性阻塞性肺疾病防治专业团队,那么社区卫生服务机构也可以有条件地承担部分稳定期重度和极重度患者的治疗和随访工作。

(6)根据慢性阻塞性肺疾病急性加重期分型进行双向转诊。慢性阻塞性肺疾病急性加重期(acute exacerbation of chronic obstructive pulmonary disease,AECOPD)是指患者出现咳嗽、咳痰和(或)喘息加重的症状,需要调整治疗。根据症状轻重,慢性阻塞性肺疾病急性加重期可分为三型,即Ⅰ型、Ⅱ型和Ⅲ型。如仅为口服药物(或吸入剂)的调整和增加,则为Ⅰ型慢性阻塞性肺疾病急性加重期,轻度、中度及小部分重度患者仍以基层医院就诊为主;如需要进行静脉补液和住院治疗,则为Ⅱ型慢性阻塞性肺疾病急性加重期,轻度和中度患者仍可考虑在有条件的基层医院就诊,而重度和极重度患者应转至上级医院进行治疗;如慢性阻塞性肺疾病急性加重期出现呼吸衰竭或其他危重症状而需要入住ICU者,则为Ⅲ型慢性阻塞性肺疾病急性加重期,对于这类患者,无论属于哪一等级的慢性阻塞性肺疾病,均应立即转至上级医院治疗。

五、"双向转诊"的服务优势

"双向转诊"制度实质上是由政府牵头对城市、社区医疗资源进行优化整合的一种医改方法。小病患者分流到社区卫生服务机构后,可以降低小病的医疗费用,且社区医疗资源闲置现象将得到改善,而上级医院由于稳定期患者"压床"所造成的医疗资源紧缺矛盾也会得到一定程度的缓解。大病患者到上级医院也不会因为人满为患而无法得到及时诊治。对于原有疾病加重或出现复杂变化或疑难重症的社区患者,可以通过"双向转诊"及时到上级医院治疗。上级医院的住院患者在急性治疗稳定后,可以转诊到社区卫生服务机构进行后续康复治疗,由此既节省了医疗费用,又为其他急需住院的疑难危重患者腾出了救治空间。上级医院解决了"人满为患"的问题,就可以有更多时间和精力致力于解决疑难重病。

六、"双向转诊"的制约因素

社区卫生服务机构的生存环境不佳是"双向转诊"制度的障碍,而社区卫生服务机构的自身能力亦制约着"双向转诊"制度。城乡的社区医院(村卫生室)普遍存在医生水平不高、对慢性阻塞性肺疾病诊治的认知度低、治疗方案不规范、卫生环境差、设备落后等问题。许多社区居民因此担心在社区医院(村卫生室)"首诊"因误诊而误事,存在"转上容易转下难"的问题。同时,具有基本医疗保险的人群更愿意到医保定点医疗机构就诊,可以报销一定比例的医疗费。而医保定点医疗机构大多数是大中型医院。社区居民在患有小病时,会到大中型医院就诊;社区医院对自己难以治疗的疾病,也会劝患者转诊。

另外,慢性阻塞性肺疾病患者每年的治疗费用占患者家庭收入的比重极高,给患者家庭和社会都造成了巨大的经济负担,特别是农村家庭更为突出。部分患者考虑到经济负担而不愿转到上级医院就诊。此外,上级医院将患者转到社区卫生服务机构,但未办理相关转诊手续的情况并非少见。

七、"双向转诊"的保障措施

1. 建立医院临床科室、社区转诊患者服务部和社区卫生服务机构"三点一线"联系制度。

2. 建立双向转诊单位之间月例会制度,加强信息沟通,及时解决工作中的问题。

3. 建立双向转诊月报工作制度。

4. 二级医院与三级医院的医政处可以将本院医务人员参加对口支援下级医院(社区医院、社区卫生服务中心、乡镇卫生院、卫生服务站)日常诊疗工作的表现作为年度考核的重要内容,建立工作责任制,对无故拒绝下社区或未能按时或按质完成下社区任务工作的医务人员,参照医院相关管理规定进行处罚。

5. 规范管理。根据社区人口密度、当地发病率和当地的医疗资源条件来合理规划、利用卫生资源,保证社区卫生服务机构有相当数量的患者转给上级医院。如果患者有相对应的责任医生和医院,就无须重复检查,自然而然会形成有效的运转。

八、"双向转诊"的改革与完善

1. 政府应制定切实可行的"双向转诊"配套政策,加大对社区卫生服务机构的投入和建设力度。同时,明确各级医院的职责,引导患者实行小病、慢病去社区卫生服务机构,大病、危重病和疑难病到上级医院的就医秩序。

2. 加强上级医院与社区卫生服务机构的交流。上级医院要派专业人员定期到社区卫生服务机构工作，培训社区医生，缩小两者技术和服务的差距，保证患者转诊后能得到连贯性的医疗服务。

3. 上级医院应设立"双向转诊"服务机构，转入患者有专人接待和服务。社区卫生服务机构应增强"双向转诊"意识，提高技术和服务水平，成为患者放心的社区卫生服务之家。

第二节　慢性阻塞性肺疾病并发症的识别与转诊

慢性阻塞性肺疾病患者无论病情轻重，都会出现并发症。并发症可不同程度地影响疾病的进程和健康状况，同时可导致诊断和鉴别诊断困难。例如，患者同时患有慢性阻塞性肺疾病和心力衰竭，则心力衰竭恶化可引起慢性阻塞性肺疾病急性加重。此外，对心力衰竭的诊断较为困难，原因是慢性阻塞性肺疾病患者可能具有相同的症状（如呼吸困难、端坐呼吸和疲乏等）以及体征（如下肢水肿）。慢性阻塞性肺疾病常与其他疾病合并存在，最常见的是心血管疾病、焦虑和抑郁症、骨质疏松症，这些并发症可发生于轻、中、重度及严重气流受限的患者，对疾病的进展产生显著影响，且对住院率和病死率也有较大影响。

医护人员应努力发现患者的并发症并给予适当的治疗。治疗并发症应依据各种疾病指南，在一般情况下不能因为出现并发症而改变慢性阻塞性肺疾病的治疗方法。

一、心血管疾病

心血管疾病是慢性阻塞性肺疾病的主要并发症之一，也可能是与慢性阻塞性肺疾病共同存在的最常见、最重要的疾病。通常在肺功能正常的人群中，心血管疾病的发病率为4％，而在慢性阻塞性肺疾病人群中，其发病率为13％。重度和极重度慢性阻塞性肺疾病患者的心血管疾病发病率是正常人群的2倍以上，高血压发病率是正常人群的1.6倍。心肌梗死患者如同时合并气流受限，则其死亡风险大大增加。相关研究结果表明，FEV_1是心肌梗死患者死亡的独立危险因素。慢性阻塞性肺疾病患者发生致死性心肌梗死的风险可显著增加。

1. 缺血性心脏病

慢性阻塞性肺疾病患者合并缺血性心脏病较为常见，但慢性阻塞性肺疾病患者发生心肌损伤易被忽视，因而缺血性心脏病在慢性阻塞性肺疾病患者中常诊断不足。对于这类患者，应按照缺血性心脏病给予常规治疗。无论是治疗心绞痛或是心肌梗死，应用选择性 $β_1$ 受体阻滞剂治疗是安全的，如有应用指征，其益处大于潜在风险，即使对于重症慢性阻塞性肺疾病患者也是如此。但是，对于合并不稳定心绞痛者，应避免使用高剂量 β 受体激动剂。当缺血性心脏病患者合并慢性阻塞性肺疾病时，应按照慢性阻塞性肺疾病的常规治疗进行。

2. 心力衰竭

心力衰竭是慢性阻塞性肺疾病常见的并发症，约有30％的慢性阻塞性肺疾病稳定期患者合并不同程度的心力衰竭。心力衰竭恶化须与慢性阻塞性肺疾病急性加重进行鉴别诊断。此外，约有30%的心力衰竭患者合并慢性阻塞性肺疾病，合并慢性阻塞性肺疾病常是急性心力衰竭患者住院的原因。心力衰竭、慢性阻塞性肺疾病和哮喘是呼吸困难的常见原因，三者容易混淆。临床上在处理上述并发症时需要格外小心。

心力衰竭合并慢性阻塞性肺疾病患者的治疗应与心力衰竭相似，应用选择性 β_1 受体阻滞剂治疗是安全的，优于非选择性 β 受体阻滞剂，获益明显大于潜在风险，可显著提高心力衰竭患者的生存率。同时，患者的慢性阻塞性肺疾病治疗应按照慢性阻塞性肺疾病治疗指南进行。

心力衰竭患者吸入 β 受体激动剂治疗可增加死亡和住院风险，提示重症心力衰竭患者在进行慢性阻塞性肺疾病治疗时需要密切随诊。

3. 心房颤动

心房颤动是最常见的心律失常，慢性阻塞性肺疾病患者心房颤动的发生率明显增加。由于疾病共同存在，因此造成明显的呼吸困难和活动能力下降。治疗心房颤动应按照常规心房颤动治疗指南进行。如应用 β 受体阻滞剂，则应首先使用选择性 β_1 受体阻滞剂。慢性阻塞性肺疾病的治疗应按照慢性阻塞性肺疾病治疗指南进行，但应用大剂量 β_2 受体激动剂治疗时须格外小心，因为可能导致难以控制的心律失常。

4. 高血压

高血压是慢性阻塞性肺疾病患者最常见的并发症，对疾病的进展会产生很大影响。当慢性阻塞性肺疾病患者合并高血压时，应按照高血压治疗指南进行治疗，可选用选择性 β_1 受体阻滞剂；此外，治疗这类患者的慢性阻塞性肺疾病应按照慢性阻塞性肺疾病治疗指南进行。

总之，目前尚无证据表明慢性阻塞性肺疾病与上述4种心血管疾病同时存在时，心血管疾病的治疗或慢性阻塞性肺疾病的治疗与常规治疗会有所不同。

二、骨质疏松症

骨质疏松症是慢性阻塞性肺疾病的主要并发症，多见于肺气肿患者。在体重指数下降和无脂体重降低的慢性阻塞性肺疾病患者中，骨质疏松症也较为多见。慢性阻塞性肺疾病患者发生骨质疏松的主要危险因素有：高龄、活动减少、营养不良、骨密度降低、应用大剂量糖皮质激素（口服和吸入）。此外，骨密度低也与无脂体重降低有关。而慢性阻塞性肺疾病本身亦是骨质疏松的危险因素，其原因可能为系统性炎症。当慢性阻塞性肺疾病患者合并骨质疏松时，应按照骨质疏松症常规指南治疗；当骨质疏松症患者合并慢性阻塞性肺疾病时，其稳定期治疗与常规治疗相同。全身应用激素治疗会显著增加骨质疏松症的发生风险，故应避免在慢性阻塞性肺疾病急性加重时反复长期应用糖皮质激素。

三、焦虑和抑郁症

焦虑和抑郁症常发生于较年轻、女性、吸烟、FEV_1 较低、咳嗽、SGRQ 评分较高及合并心血管疾病的患者，须分别按照焦虑和抑郁症及慢性阻塞性肺疾病治疗指南进行常规治疗,且重视肺康复对这类患者的潜在效应,如体育活动对抑郁症患者通常有一定的疗效。

四、肺　癌

慢性阻塞性肺疾病与肺癌存在一定的相关性,推测两者具有共同的病理生理学基础,可能与烟雾暴露、慢性炎性反应、肺功能下降、遗传易患因素以及免疫调节异常有关。肺癌是轻度慢性阻塞性肺疾病患者死亡的最常见原因。慢性阻塞性肺疾病患者合并肺癌的治疗应按照肺癌治疗指南进行。但是,由于慢性阻塞性肺疾病患者的肺功能明显降低,因此肺癌的外科手术常受到一定限制。

肺癌患者合并慢性阻塞性肺疾病的治疗与慢性阻塞性肺疾病的常规治疗相同。慢性阻塞性肺疾病患者如出现咯血或者痰中带血,胸痛,无明显诱因刺激性咳嗽持续 2～3 周,经抗炎治疗无效;或者持续或反复在短期内痰中带血,无其他原因可以解释;或者原有慢性呼吸道疾病的咳嗽性质改变;或者反复发作的同一部位的肺炎等情况,则需要提高警惕,积极检查,排除肺癌的可能。原发性支气管肺癌的诊断依据包括症状、体征、影像学检查结果以及痰细胞学检查结果。

五、感　染

重症感染(尤其是呼吸道感染)是慢性阻塞性肺疾病常见的并发症。当慢性阻塞性肺疾病患者急性加重合并严重感染时,可引起全身炎性反应、多器官功能障碍,需从社区卫生服务机构上转上级医院治疗。肺部感染的病原谱及耐药情况、伴随病情严重性和其他相关状况因人而异。临床处理除应用常规痰液细菌培养外,如有气管插管或气管切开,还要用经支气管镜保护性毛刷和支气管肺泡灌洗等技术获取下呼吸道标本进行细菌培养,以指导抗生素应用。

当慢性阻塞性肺疾病患者合并感染时,反复应用抗生素可能增加致病菌耐药的风险。应用大环内酯类抗生素治疗可增加茶碱的血液浓度。如果慢性阻塞性肺疾病患者在吸入糖皮质激素治疗时反复发生肺炎,则应停止吸入糖皮质激素,以便观察是否为吸入糖皮质激素导致的肺炎。

六、代谢综合征和糖尿病

慢性阻塞性肺疾病患者合并代谢综合征和糖尿病较为常见。患者在气流受限后易合并糖尿病。同时,糖尿病对疾病进展亦有一定影响,肺功能受损会趋向严重,肺通气和弥散功能进一步下降。当慢性阻塞性肺疾病患者合并糖尿病时应合理控制血糖,延缓糖尿病相关微血管并发症的发生,这对保护肺功能特别是弥散功能具有重要作用。治疗这类患者的糖尿病应按照糖尿病常规指南进行,而糖尿病患者合并慢性阻塞性肺疾病的治疗也与慢性阻塞性肺疾病常规指南相同。

七、自发性气胸

自发性气胸并发于阻塞性肺气肿者并不少见,多因胸膜下肺大疱破裂,空气泄入胸膜腔所致。慢性阻塞性肺疾病同时并发急性自发性气胸患者的临床表现较为复杂,病情凶险,缺乏典型症状及体征,如得不到及时诊治,或者诊治不当,则患者极易死亡。若患者基础肺功能较差,气胸为张力性,则即使气体量不多,临床表现也较严重,故决不能轻视。若出现呼吸困难突然加重而无其他疾病或原因可以解释,则应高度怀疑气胸的存在。要仔细进行体格检查,及时行胸部 X 线或胸部 CT 检查作出诊断,并给予积极处理。

八、呼吸衰竭

阻塞性肺气肿患者往往呼吸功能严重受损,在某些诱因影响下,如呼吸道感染、分泌物干结或潴留、不适当氧疗、应用静脉输液过量、外科手术等,通气和换气功能障碍会进一步加重,可诱发呼吸衰竭。慢性阻塞性肺疾病患者合并呼吸衰竭,其病死率往往较高。临床试验显示,布地奈德福莫特罗的临床综合效果较为可靠。另外,有效排痰、机械通气也是目前临床救治呼吸衰竭患者的重要措施。

九、慢性肺源性心脏病和右心衰竭

低氧血症、二氧化碳潴留以及肺泡毛细血管床破坏等均会引起肺动脉高压。在心功能代偿期,患者通常并无右心衰竭表现。当呼吸系统病变进一步加重、动脉血气恶化时,肺动脉压会显著增高,心脏负荷加重,加上心肌缺氧和代谢障碍等因素,即可诱发右心衰竭。血脑钠肽水平、循环中红细胞分布宽度可以在一定程度上反映并发呼吸衰竭、右心衰竭等病情的严重程度。而在诊断过程中需要排除引起肺动脉高压的其他疾病,如特发性肺动脉高压、结缔组织疾病相关性肺动脉高压、左心疾病相关肺动脉高压和慢性血栓栓塞性疾病相关肺动脉高压等。

(1)慢性血栓栓塞性肺动脉高压患者常有深静脉血栓形成的危险因素,通常病程较长,一般数年以上。影像学检查提示肺动脉缺支、肺血分布不均匀、肺部阴影等。血气分析示 PaO_2 和 $PaCO_2$ 均较低。一般而言,肺动脉造影和同位素肺通气灌注显像有助于确诊。

(2)结缔组织疾病相关性肺动脉高压患者大多为中青年女性,患者可有间断发热,皮肤、关节和肌肉、骨骼系统等异常临床表现;常并发雷诺综合征、多浆膜腔积液,以及心、肾、血液等多系统受累;肺部听诊有爆裂音。影像学检查示间质性肺病征象、肺间质纤维化和磨玻璃样改变等。实验室检查有血清免疫学指标异常。

(3)左心疾病相关性肺动脉高压主要见于瓣膜病和限制型心肌病患者。当患者有慢性咳嗽、咳痰、喘憋和吸烟史等,实验室检查提示血红蛋白增多,血气分析有 PaO_2 下降和 $PaCO_2$ 增加,肺功能表现为混合性通气功能障碍和弥散功能异常时,应考虑慢性阻塞性肺疾病合并肺动脉高压,其属于呼吸系统疾病和(或)低氧血症相关肺动脉高压。当慢性阻塞性肺疾病患者出现严重的气流受限时,即可发生肺动脉高压,且常伴有慢性低氧血症,其主要病理生理为慢性肺泡性低氧,也可能有其他发病机制参与。肺泡低通气造成的肺泡性低氧一般是引起肺动脉高压的主要原因,临床上低氧血症可导致慢性阻塞性肺疾病患者发生严重的肺动脉高压和右心衰竭。

目前,慢性阻塞性肺疾病合并肺动脉高压的诊断仍然比较困难,尚无简单易行的方法可用于确定或排除慢性阻塞性肺疾病合并肺动脉高压。临床上诊断慢性阻塞性肺疾病合并肺动脉高压常为原发疾病所困惑。晚期慢性阻塞性肺疾病患者无论是否合并肺动脉高压都表现为类似的症状,如运动后呼吸困难和疲劳,通常会认为其根本原因是气流受限和过度充气,而不是肺动脉高压。

心电图能够反映右心室肥厚的存在,大部分心电图的改变有很好的特异性($>85\%$),但敏感性较差,尤其是轻度肺动脉高压患者。同样,胸部影像学检查对诊断慢性阻塞性肺疾病合并肺动脉高压的敏感性也较差。但是,这两项常规检查操作比较简便、价格低廉,能够在临床诊治中提示肺动脉高压。超声心动图是诊断肺动脉高压最佳的无创方法,通过测定肺动脉主干血流速度或三尖瓣最大反流速度可计算肺动脉收缩压,与右心导管测得的数值有很高的相关性。但是,在慢性阻塞性肺疾病患者中,高质量三尖瓣反流信号的检出率较低($24\%\sim77\%$)。右心导管检查是评价右心功能和测量肺动脉压的"金标准",能精确测量右心房、右心室和肺动脉的压力,其缺点是有创检查,并需要相关的专业人员和设备。

十、消化性溃疡

慢性阻塞性肺疾病患者合并消化性溃疡的发生率高于普通人群,其发病机制尚未完全明确,常需纤维胃镜检查以明确诊断。在治疗慢性阻塞性肺疾病合并消化性溃疡时,需积极治疗原发病,改善肺通气,降低肺动脉压,减轻胃肠道水肿以及改善胃肠道血液循环等,才能有效地控制消化性溃疡。

十一、睡眠呼吸障碍

正常人在睡眠状态下通气可以稍有降低,而阻塞性肺气肿患者在睡眠状态下通气降低较为明显。尤其是患者在清醒状态下 PaO_2 已经低达 $8.00kPa(60mmHg)$ 左右时,睡眠状态下可进一步降低,这种情况十分危险。当慢性阻塞性肺疾病和阻塞性睡眠呼吸暂停共存时,患者的睡眠质量会明显降低。除存在慢性持续性低氧外,在睡眠状态下还会在原有基础上发生间歇低氧,从而使患者的病理生理改变和临床表现更加复杂:①可引起肺动脉高压左心功能障碍和肺源性心脏病;②导致高血压、冠心病、2 型糖尿病及胰岛素抵抗等;③可能同时存在右心和左心系统损害,甚至出现肾功能不全和脑血管疾病等。患者在 10 年左右就可能出现肺动脉高压或心脏功能障碍。住院患者往往病情复杂、进展迅速、病死率高,故临床应给予更多的关注。

十二、静脉血栓栓塞症

静脉血栓栓塞症(venous thromboembolism,VTE)包括深静脉血栓形成(deep

venous thrombosis,DVT)和肺血栓栓塞症(pulmonary thromboembolism,PTE),危险因素包括高龄、长期制动、有静脉血栓栓塞病史、静脉导管留置、恶性肿瘤、手术、创伤、应用激素以及先天性或获得性的易栓症等。该病由于其临床特点而常常易被误诊为疾病本身的加重,因此预防和临床的规范诊治至关重要。患者在入院时或住院期间出现肢体疼痛、不对称、肿胀、基础疾病、难以解释的突发呼吸困难加重、低氧血症或咯血等症状,高度怀疑 PTE 和 DVT,可急行血气分析、D-二聚体、心电图、肢体血管多普勒检查和多层 CT 肺动脉造影以明确诊断。

十三、营养不良

营养不良作为慢性阻塞性肺疾病常见的并发症,正受到人们越来越多的关注。20%～70%的慢性阻塞性肺疾病患者合并营养不良,营养不良可对慢性阻塞性肺疾病患者产生不良影响,主要表现为:①呼吸肌力量和耐力下降,易疲劳,机械通气患者易对呼吸机产生依赖,造成脱机困难;②表面活性物质生成减少,引起肺顺应性下降,呼吸功增加;③呼吸中枢对缺氧的敏感性降低,呼吸驱动功能受损;④免疫功能受损,易并发感染,且感染不易控制;⑤白蛋白降低引起血浆胶体渗透压下降,易导致肺水肿;⑥呼吸道内皮修复功能受损,长期气管插管的患者易并发喉、气管黏膜溃疡。营养干预治疗可改善患者的营养状况,从而改善预后。

十四、继发性红细胞增多症

慢性缺氧可引起红细胞代偿性增多,全血容量增加,血黏度增高,从而出现头痛、头晕、耳鸣、乏力等症状,易并发血栓栓塞。

慢性阻塞性肺疾病的每一项并发症都会对人体健康造成不良影响,因此对于慢性阻塞性肺疾病患者,医护人员一定要重视存在并发症的可能,及时鉴别并发症,积极采取治疗方法,重症患者应及时转诊。

(诸葛毅)

第十二章　慢性病及慢性阻塞性肺疾病的社区管理制度

随着我国经济、社会的快速发展,高血压、糖尿病、冠心病等慢性非传染性疾病的发病率逐年上升,严重影响居民的身心健康。而环境污染以及人们生活节奏加快、健康观念淡薄、生活不规律等因素都会影响慢性病的发展进程和预后。对慢性病患者进行系统管理是社区慢性非传染性疾病防治方案的一项重要任务,而开展社区卫生服务是最为理想的应对方法。

多年来,肿瘤、冠心病、脑卒中、高血压和糖尿病等非传染性疾病均已列入社区慢性病系统管理的范畴。但是,慢性阻塞性肺疾病的发生和流行日益严重,社区对慢性阻塞性肺疾病的管理严重不足,社区慢性阻塞性肺疾病患者对慢性阻塞性肺疾病的危险因素及其危害了解不足,缺乏防治知识和防治意识,尤其是社区中文化水平较低的中老年人普遍健康意识淡薄,他们通常未能及时得到诊治,更做不到健康护理。

针对社区慢性病,应进行社区干预,开展预防和控制工作,全面加强社区慢性病登记报告管理,且很有必要将慢性阻塞性肺疾病纳入社区卫生服务工作的系统管理中,并结合社区卫生服务工作的实际情况,制定相应的规章制度。

第一节　社区卫生服务机构的慢性病及慢性阻塞性肺疾病管理制度

一、村级社区卫生服务规范

（一）工作制度规范

1. 上班穿工作服。

2. 对于门诊患者要登记日志、书写病历,要求及时、准确、完整、规范。

3. 用药开处方,处方书写符合《处方管理办法》中的相关规定。执行基本药物制度和合理用药:全部配备和使用基本药物;规范合理使用抗生素、糖皮质激素等;人均处方药费控制在合理范围内;药房管理要达到规范化要求;静脉输液要经过核准。

4. 落实双向转诊制度。

5. 建立健全并落实消毒隔离、一次性医疗物品保管和医疗废物处置等管理制度。

6. 执业环境整洁、卫生、有序。

（二）基本医疗服务规范

1. 合作医疗便民服务：协助做好新型农村合作医疗（简称"新农合"）的宣传、发动和筹资工作。纳入"新农合"定点医疗机构的村卫生室认真做好参合居民门诊报销及补偿情况的定期公示工作，自觉控制医疗费用。

2. 慢性病防治：定期巡回诊疗，重点开展高血压、糖尿病、慢性阻塞性肺疾病等慢性病的随访管理。对确诊的高血压、糖尿病、慢性阻塞性肺疾病患者定期随访，询问病情，并对用药、饮食等进行健康指导，及时更新健康档案。

3. 重点疾病社区管理：发现结核病患者要及时登记报告并督导服药、复查，并记入健康档案，肺结核病患者访视达标率 100%；协助社区医院（乡镇卫生院、乡镇社区卫生服务中心）开展辖区内精神疾病患者的线索调查、登记、报告，按要求开展定期随访和督导服药，协助开展精神疾病防治知识健康教育，重性精神病患者管理率≥90%。

4. 社区常见病、多发病的诊疗及会诊；危急重症患者的院前急救与转诊。

（三）基本公共卫生服务规范

1. 公共卫生信息收集和报告：认真做好传染病疫情和突发公共卫生事件的登记、报告；脑卒中、肿瘤、冠心病急性事件等疾病的监测；收集、核实、上报人口出生、死亡和外来人员信息；协助开展死因监测。

2. 卫生监督协查：群体聚餐报告，对辖区内 10 桌以上聚餐做好卫生指导、登记，并及时上报社区医院（乡镇卫生院、乡镇社区卫生服务中心）。

3. 提供基本的精神卫生服务。

（四）基本保健服务规范

1. 健康档案管理：及时、准确、全面收集居民的基本情况、主要健康问题及卫生服务记录等信息，按照要求建立、更新电子健康档案。

2. 重点人群保健：掌握辖区内老年人、残疾人、低保五保信息；协助做好老年人健康体检工作；开展健康咨询指导和干预。

3. 流动人口预防保健：建立流动儿童、孕产妇花名册，并报送社区医院（乡镇卫生院、乡镇社区卫生服务中心）；协助做好流动儿童免疫规划、7 岁以下流动儿童保健和流动孕产妇保健。

4. 儿童保健：及时掌握辖区新生儿信息，配合社区医院（乡镇卫生院、乡镇社区卫生服务中心）建立儿童保健手册，配合做好新生儿访视；按时通知适龄儿童预防接种，及时报告有关预防接种的各种异常反应，并协助调查处理；协助落实强化免疫的有关工作；协助做好儿童系统管理，新生儿、体弱儿筛查和入托儿童的体格检查等工作。根据工作需要参加预防接种工作。

5. 围生保健：掌握辖区孕产妇信息，及时发现孕妇，配合社区医院（乡镇卫生院、乡镇社区卫生服务中心）建立孕产妇保健手册。动员和通知怀孕妇女进行孕产期保健管理；配合做好孕前和孕早期增补叶酸的科普宣传、药物发放、使用指导工作；协助做好孕产妇的产后访视、母乳喂养指导等工作。

6. 妇女保健：协助做好育龄已婚妇女的健康体检工作；开展计划生育技术指导。

7. 健康教育规范：开展人群与个人的健康教育，设立健康教育宣传栏，开展各种健康咨询活动及知识讲座。

8. 社区康复规范：开展伤残和慢性阻塞性肺疾病患者的社区康复，根据需要提供家庭病床及其他家庭医疗、康复基础服务，通过团队合作开展家庭护理。

二、乡村医生的职责

1. 负责收集和建立辖区居民的基本健康信息，上报社区医院（乡镇卫生院、乡镇社区卫生服务中心）；动员辖区居民到社区医院（乡镇卫生院、乡镇社区卫生服务中心）进行健康检查，协助健康管理服务团队进行居民健康检查。

2. 定期开展健康教育专题讲座，深入学校、农户（居民）家庭开展健康教育，发放健康教育（纸质）资料。

3. 按照免疫程序及时通知辖区儿童到社区医院（乡镇卫生院、乡镇社区卫生服务中心）接种疫苗。

4. 协助健康管理服务团队对慢性阻塞性肺疾病患者以及其他慢性病患者、结核病患者和重性精神病患者进行随访管理和健康服务。

5. 动员孕产妇进行产前检查，协助健康管理服务团队进行产后访视。

6. 协助开展儿童体格检查和健康管理服务。

7. 负责动员辖区内 65 岁以上老年人进行体格检查，掌握辖区内老年人的发病情况并进行健康服务。

8. 按照规定及时发现和上报各类传染病和突发公共卫生事件，并协助医疗机构进行医学观察。

9. 承担卫生协管信息员的职能，对辖区食品药品从业单位进行摸底调查，协助对学校卫生、公共场所卫生、职业卫生、饮用水卫生进行定时巡查。

三、慢性阻塞性肺疾病社区健康管理服务团队临床医生入村工作职责

1. 每月到管辖的每个村至少开展 2 次工作，每次下村工作时间不少于半天。

2. 指导村卫生室的基本医疗服务，村卫生室门诊登记规范、处方合格率达 95%，抗生素、糖皮质激素使用率和输液率明显下降。

3. 对社区居民进行健康体检，建立并完善居民健康档案；对影响居民健康的主要危险因素进行干预。

4. 对辖区街道、居委会、行政村每 2 个月开展一次健康教育宣传和健康咨询服务，举办健康知识讲座；对出院患者进行回访并健康宣教。

5. 规范管理辖区内的慢性阻塞性肺疾病、高血压、2 型糖尿病患者，及时了解掌握病情变化及治疗用药情况，并进行规范用药指导、健康干预和生活方式指导。

6. 为 65 岁以上老年人每年提供 1 次健康管理服务，包括生活方式和健康状况评估、健康体检和健康指导。

7. 规范登记、及时上报传染病。

8. 对辖区居民进行中医体质辨识和中医养生保健知识宣传、药膳指导。

第二节　社区卫生服务机构对慢性病及慢性阻塞性肺疾病的诊疗管理

慢性阻塞性肺疾病是目前严重危害人们健康的主要疾病之一。预防和控制慢性阻塞性肺疾病的发生和流行，可以社区卫生服务体系为基础，探索建立慢性非传染性疾病及慢性阻塞性肺疾病的预防和控制模式。

一、管理组织

成立由社区医院院长为组长，副院长为副组长，各科室负责人为技术中坚力量，以临床医生、责任护士、预防保健人员、乡村医生和管理人员为主要力量的社区健康管理服务团队，负责全社区的慢性病及慢性阻塞性肺疾病管理工作。全面加强社区慢性病及慢性阻塞性肺疾病的健康管理团队工作，确保各项措施顺利实施、扎实推进，并取得成效。设立办公室，具体负责健康管理团队的组织领导、综合协调和具体实施工作，对各健康管理团队的工作进展情况进行督促检查和具体指导。

二、基本医疗服务

1. 上门服务

以临床医生、责任护士、预防保健人员、乡村医生和管理人员为主的社区健康管理服务团队主动上门服务，对居民健康实行责任制管理，团队服务人员以辖区重点人群（新发病患者、慢性病患者、孕产妇及儿童、老年人）为主，每月定期进行上门医疗服务、健康检查、用药指导和免费义诊服务。

2. 协助转诊

对于巡回医疗和义诊服务、健康检查中发现需住院治疗的患者，应立即联系上级医院进行转诊，以确保患者能够得到及时诊治。通过建立社区慢性病患者微信群、QQ群，可以实施全程动态监控；有条件者可实行远程诊断和远程健康指导。

3. 开设门诊

建立驻村医生制度，服务团队医生每月到村卫生室坐诊服务2次以上。社区医院（乡镇卫生院、乡镇社区卫生服务中心）要积极建立远程诊断系统，探索更为简便有效的双向转诊机制，解决上门服务的瓶颈问题，为社区慢性病患者提供更加全面的服务。对于一些简单的健康问题，要努力做到患者可以足不出户就能得到解决，真正实现方便群众的社区卫生服务功能。

4. 推广中医适宜技术

每个乡村医生必须开展10项以上的中医适宜技术，为当地村民进行中医药服务。

三、新型农村合作医疗门诊服务及监管

社区健康管理服务团队人员到村卫生室开展服务的过程中,要将村卫生室"新农合"门诊报销审核作为入村的主要内容;要对每月上报的门诊报销单据和处方进行详细核对,并深入30%的农户进行调查核实,对发现套取"新农合"资金的,须及时上报社区医院(乡镇卫生院、乡镇社区卫生服务中心),由社区医院(乡镇卫生院、乡镇社区卫生服务中心)按相关规定进行严肃处理。

四、规范乡村一体化管理

社区健康管理服务团队要强化对村卫生室的管理,实施社区卫生服务工作乡村一体化管理模式,对村级卫生人员实行"人员聘用制、结构工资制、养老保险制,看病有登记、开药有处方、收费有发票、公共卫生服务有台账、统一行政管理、统一业务管理、统一财务管理、统一药品采购、统一服务价格"的"三制四有五统一"的乡村社区卫生服务工作一体化管理办法,加强对村卫生室的规范化管理。

1. 规范医疗服务行为

要加强乡村医生准入管理。村卫生室人员必须持乡村医生执业证书上岗,做到就诊有登记、看病有处方、取药有收据、输液有许可,严格落实消毒管理制度,使消毒登记及一次性医疗用品销毁符合规定;处方书写合格,中药处方与西药处方分开装订;合理应用抗生素与糖皮质激素。

2. 加强财务管理

要督促村卫生室健全财务管理制度,建立财务账目。所有收入与支出全部入账,现金按时足额上缴社区医院(乡镇卫生院、乡镇社区卫生服务中心)一体化账户。"新农合"门诊实际补偿资金、基本公共卫生补助资金、一般诊疗费收入、基本药物零差率补助等应全部入账。收入与支出要平衡,且合法合理。每月村卫生室要将收入及支出情况上报社区医院(乡镇卫生院、乡镇社区卫生服务中心)。

3. 加强基本药物制度管理

加强村卫生室的基本药物制度管理。要督促村卫生室全部使用和配备基本药物。所有药品全部从社区医院(乡镇卫生院、乡镇社区卫生服务中心)调拨,严禁村卫生室私自购药和使用基本药物目录外药品,所有药品实行零差率销售。服务团队人员若发现村卫生室购进和使用非基本药物或私自购药、未执行零差率销售现象,则应立即上报社区医院(乡镇卫生院、乡镇社区卫生服务中心),由社区医院(乡镇卫生院、乡镇社区卫生服务中心)按相关规定进行处理。

五、社区健康管理服务团队的服务方式

1. 健康管理服务团队在社区医院(乡镇卫生院、乡镇社区卫生服务中心)的组织领导下,以村卫生室和各村为服务单位,以建立居民健康档案和重点人群健康管理为重点,以进村入户、上门服务、主动服务、签约服务等方式,每个团队负责1~3个村卫生室。

2. 深入到村,根据乡村医生提供的健康信息,对辖区居民进行健康检查,并建立居民健康档案。每月至少 2 次到村卫生室和居民家中开展健康服务。全面落实"健康教育进家庭"制度,面对面开展健康教育宣传和健康咨询服务,举办健康知识讲座,引导居民学习、掌握健康知识及保健养生方法,促进辖区内居民的身心健康。要广泛传播防病知识和卫生保健知识,提高居民的健康意识,改变不健康的行为和生活方式。

3. 各团队根据全年承担的任务,制订详细的工作计划,并根据工作任务确定每次下村人员的具体工作内容。对辖区内慢性病患者、结核病患者、重性精神病患者上门随访,每年进行 1 次全面健康检查,4 次面对面的随访和血压、血糖检测,及时了解病情变化及治疗用药情况,并进行规范用药指导、健康干预和生活方式指导。

4. 采取上门巡诊、随访管理、健康宣教以及村卫生室坐诊、检查指导村卫生室工作等方式开展服务。每次下村前,乡村医生应事先向重点管理服务对象做好告知工作。

5. 为 65 岁以上老年人提供 1 次健康管理服务,包括生活方式和健康状况评估、体格检查、辅助检查和健康指导。

6. 对辖区居民进行中医体质辨识和中医养生保健知识宣传,药膳指导。

六、社区医院健康管理服务团队集中下村工作流程

1. 每月固定日期的下午上班时间到村卫生室工作,下班时间离开。

2. 村卫生人员通知 2 型糖尿病患者上午在卫生室测血糖、血压并记录在糖尿病筛查暨转诊登记本上。

3. 在村卫生室安排的场所开展卫生健康知识讲座。由临床医生主讲,村卫生人员准备场所并通知高血压患者、糖尿病患者、65 岁以上老年人、出院患者家属等相对应的健康服务管理重点人群听课。护士要维持秩序,公共卫生专业人员挂横幅、拍照留存档案。

4. 课后临床医生对高血压患者、糖尿病患者、65 岁以上老年人等重点人群进行健康管理及调整用药、个体化治疗等健康管理知识交流,宣传中医保健知识。村卫生人员维持秩序,护士测量血压,公共卫生专业人员发放宣传材料,同辖区公共卫生专业人员拍照留存档案。

5. 临床医生、社区护士对出院后未集中到卫生室的患者及病情较重未到卫生室的慢性病患者上门回访;检查村卫生室的相关工作;公共卫生专业人员就近访视产妇、结核病患者、传染病患者、应种未种儿童;访视结束后到卫生室集中,对卫生室工作进行指导(当天无巡讲计划的直接进行步骤 5)。

七、慢性病及慢性阻塞性肺疾病的报告制度

报告对象为社区内有常住户口的居民,报告单位为社区内的社区医院(乡镇卫生院、乡镇社区卫生服务中心)、社区卫生服务站。

(一)慢性阻塞性肺疾病患者案例收集方法

1. 医疗机构报告

(1)本社区的社区医院(乡镇卫生院、乡镇社区卫生服务中心)、社区卫生服务站发现

的慢性阻塞性肺疾病病例,与冠心病急性发作、脑卒中、确诊新发糖尿病、高血压、肿瘤(恶性肿瘤和中枢神经系统的良性肿瘤)5 种慢性病病例一样报告。

(2)在社区外医疗机构已经确诊,但在本社区医疗机构为初次就诊的慢性阻塞性肺疾病病例与 5 种慢性病病例一样报告。

2. 漏报调查

通过社区卫生服务机构漏报调查发现的漏报病例应及时填写发病报告卡补报。

3. 主动搜索与体检发现

结合社区 2 年为一周期的参保农民健康体检,若发现病例及可疑病例,则应做好报告登记或劝其及时诊治。

(二)报告程序及报告要求

1. 门诊医生发现慢性阻塞性肺疾病、糖尿病、冠心病急性事件、脑卒中、肿瘤(恶性肿瘤和中枢神经系统的良性肿瘤)5 种病例,由接诊医生填写相应的疾病报告卡,并在门诊病卡上签上相应的慢性病已报印章,及时向疾病防治科报告。

疾病防治科收集报告卡,检查填写质量,于 7 个工作日内输入到相应的慢性病电子管理录入表。疾病报告卡输入后 10 日内报送县(区)疾控中心。将不在本辖区的病例从慢性病电子管理录入表中筛选出来,每周用电子邮件发送到患者现在居住的社区医院(乡镇卫生院、乡镇社区卫生服务中心)防保科。各社区的社区医院(乡镇卫生院、乡镇社区卫生服务中心)每周将收到的电子邮件内有关慢性病的信息及时整合到慢性病电子管理录入表中。每月末 5 日前将当月的电子表分辖区打印装订成册。

2. 医院漏报病例由医院防保人员负责查漏,由接诊医生补填疾病报告卡。补卡后及时输入到相应的慢性病电子管理录入表,报告卡及时报送社区疾控中心。

3. 疾病防治科于每月、季、年末 5 日前向社区疾控中心上报本辖区内上述慢性病的发病报告统计表,并将当月电子表经电子邮件发送至社区疾控中心备份。

(三)慢性病报告有关注意要点

1. 急性心肌梗死(非致死性)、脑卒中、急性心肌梗死及脑卒中的发病期限均定为急性发作后 28 天,28 天内如有新发展或第二次急性发作均不做登记;如 28 天后有新发展或急性发作,则按另一病例登记一次。

急性心肌梗死发病 28 天后无新发作者属于慢性冠心病病例。脑卒中急性发作 28 天后无新的发作但留有后遗症者,属于慢性脑血管病病例。

2. 恶性肿瘤

(1)恶性肿瘤的填报对象:①经病理组织学检查、细胞学检查、手术及其他专业检查诊断所确诊的,或临床诊断(排除其他疾病);②对原发恶性肿瘤漏报的复发和转移病例。

(2)填报要点:填报时,复发和转移病例应注明原发部位及首次诊断日期;对同一患者先后出现的原发恶性肿瘤,应分别填报。报告病灶主要是原发的,如找不到原发病灶,则按继发的报告,以后找到原发病灶再行补报或更正;对于原发病灶已切除,继发的不用报告;对于同时有原发病灶和继发病灶,只需报告原发部位。

八、绩效考核

将健康管理服务团队的服务工作与本单位其他工作一起列入单位绩效考核工作内容。按照《基本公共卫生服务项目责任书》和《社区卫生服务工作人员绩效考核办法》的要求,制定具体的实施方案,明确工作目标、工作内容和运作程序,考核服务团队的服务数量和服务质量。将乡村医生工作任务与乡村医生基本公共卫生补助资金发放挂钩,每季度对服务团队和乡村医生进行全面的考核,根据考核结果兑现绩效工资和补助资金。对认真学习、执行慢性病管理制度,正确诊治和报告慢性病,全年成绩优良者,除给予精神表彰外,年底还可作为考核评比先进的条件。

附　录

重点人群登记表(慢性阻塞性肺疾病患者)

序号	姓名	性别	出生年月	疾病分期	住　址	户主	联系电话

全科医师工作记录表

年　　月　　日

常见治疗指导：
门诊登记核查：就诊患者数　　　　登记患者数　　　　登记合格数 　　　　　　35 岁以上患者首诊数　　　　　　　测血压人数 主要问题：
门诊处方核查：处方数　　　处方合格数 主要问题：
合理用药核查： 　糖皮质激素：就诊患者数　　使用人数　　　使用率 　输　　　液：就诊患者数　　使用人数　　　使用率 　抗　生　素：就诊患者数　　使用人数　　　使用率 　　　　　二联使用数：
高血压患者管理（登记到患者的姓名,二次血压检测超过正常、二级、三级）： 糖尿病患者管理（登记到患者的姓名,2 型糖尿病血糖控制不满意）：
重性精神障碍患者管理（登记到患者的姓名）：
特殊患者管理（登记到患者的姓名）：

（诸葛毅）

主要参考文献

1.王伟,周洲,徐忠敏.社区慢性阻塞性肺疾病患者自我预防与控制管理手册[M].上海:复旦大学出版社,2008.

2.杨炯,李清泉.慢性阻塞性肺疾病的康复[M].武汉:湖北科学技术出版社,1998.

3.许建英,胡晓芸,任寿安.慢性阻塞性肺疾病的现代诊断与治疗[M].北京:中国医药科技出版社,2001.

4.中国疾病预防控制中心,中国疾病预防控制中心慢性非传染性疾病预防控制中心.中国慢性病及其危险因素监测报告 2010[M].北京:军事医学科学出版社,2012.

5.章冬瑛,陈雪萍.老年慢性病康复护理[M].杭州:浙江大学出版社,2009.

6.任岩东,郭海婴.生命质量控制工程——一种全新的慢性病解决方案[M].北京:中国科学技术出版社,2008.

7.杨福柏,任桂红,安军.健康体检与慢性病保健[M].赤峰:内蒙古科学技术出版社,2009.

8.相有章,李明龙.现代慢性非传染性疾病预防与治疗[M].济南:山东科学技术出版社,2002.

9.肖义泽,陆林.慢性病综合防控示范区创建工作指南[M].昆明:云南科学技术出版社,2013.

10.李兰娟,孟群,章笠中.区域医疗建设指南:电子健康档案临床文档规范应用示例[M].杭州:浙江大学出版社,2013.

11.李兰娟,李包罗,章笠中.区域医疗建设指南:电子健康档案临床文档规范[M].杭州:浙江大学出版社,2013.

12.梁标,吴斌,何建猷.临床呼吸病学[M].北京:军事医学科学出版社,2009.

13.徐建国,刘超英,吕晓红.现代老年呼吸病诊断与治疗[M].长春:吉林科学技术出版社,2008.

14.韩志海,赖莉芬.肺功能与我们的生活[M].北京:军事医学科学出版社,2013.

15.邵素霞.帮您改善肺功能[M].石家庄:河北科学技术出版社,2012.

16.赵铭琴,周正.肺功能测定的基础与临床[M].郑州:郑州大学出版社,2010.

17.俞森洋,孙宝君.呼吸内科临床诊治精要[M].北京:中国协和医科大学出版社,2011.

18. 张新日,胡晓芸,李爱民.呼吸内科进修医师问答[M].北京:军事医学科学出版社,2012.

19. 李报春.临床呼吸内科疾病诊疗学[M].天津:天津科学技术出版社,2011.

20. 吕承忠,张玉环,何积银,等.老年呼吸内科学[M].北京:中国科学技术出版社,1999.

21. 李学信.社区卫生服务实用手册[M].南京:东南大学出版社,2008.

22. 鲍勇,许伟.社区卫生服务流程化管理[M].南京:东南大学出版社,2009.

23. 郭铃,王建华.社区卫生服务理论与实践[M].杭州:浙江科学技术出版社,2007.

24. 张晓燕.健康教育概论[M].武汉:武汉大学出版社,2010.

25. 王冬.自我保健医学:上卷[M].上海:上海科学技术文献出版社,1995.

26. 王冬,周曾同,王龙兴,夏翔.自我保健医学:下卷[M].上海:上海科学技术文献出版社,1995.

27. 傅双喜.中老年自我保健指南[M].长春:吉林科学技术出版社,2008.

28. 马骏.自我保健医学体系构架与原理[M].天津:天津科学技术出版社,1993.

29. 葛均波,徐永健.内科学[M].8版.北京:人民卫生出版社,2013.

30. 陈灏珠,林果为,王吉耀.实用内科学[M].14版.北京:人民卫生出版社,2013.

31. 曾学兵,许文兵.社区慢性阻塞性肺疾病病例管理[M].北京:北京大学医学出版社,2008.

32. 侯明晓,马壮,林育红.慢性阻塞性肺疾病合理用药一册通晓[M].北京:人民军医出版社,2015.

33. 中华医学会呼吸病学分会慢性阻塞性肺疾病学组.慢性阻塞性肺疾病诊治指南(2013年修订版)[J].中华结核和呼吸杂志,2013,36(4):255-264.

34. 毛红燕.慢性阻塞性肺疾病稳定期的治疗进展[J].河北联合大学学报(医学版),2013,15(3):349-350.

35. 中华中医药学会内科分会肺系病专业委员会.慢性阻塞性肺疾病中医诊疗指南(2011版)[J].中医杂志,2012,53(1):80-84.

36. 中华中医药学会.慢性阻塞性肺疾病诊疗指南[J].中国中医药现代远程教育,2011,9(12):115-116.

37. 中华中医药学会内科分会肺系病专业委员会.慢性肺源性心脏病中医诊疗指南(2014版)[J].中医杂志,2014,55(6):526-531.

38. 江东霞,谭海明.健康教育对慢性阻塞性肺疾病患者生活质量的影响[J].中国卫生产业,2014,12(8):170-171.

39. 陆秋霞.病友会对稳定期慢性阻塞性肺疾病患者呼吸操锻炼依从性的影响[J].上海医药,2015,36(16):61-62.

40. 王桦,吴晓玲,葛亮,等.慢性阻塞性肺疾病(COPD)诊断、处理和预防全球策略(2011、2013年修订版)指南解析[J].医学新知杂志,2014,24(1):46-50.

41. 黄昊,牛颖,鲍贤豪.慢性阻塞性肺疾病急性发作的预防[J].医学综述,2012,18

(4):533-535.

42.何权瀛.慢性阻塞性肺疾病的三级预防[J].中国慢性病预防与控制,1999,7(1):1-4.

43.许璧瑜.浅谈慢性阻塞性肺疾病的三级预防策略[J].全科护理,2008,6(35):3224-3226.

44.诸葛毅,俎德玲,王小同.一种肺部功能康复训练用的装置:201520070576.5[P].2015-08-05.

45.蔡柏蔷.应重视慢性阻塞性肺疾病的并发症问题[J].中华结核和呼吸杂志,2013,36(4):245-246.

46.何权瀛.应当关注慢性阻塞性肺疾病和阻塞性睡眠呼吸暂停的共存问题[J].中华结核和呼吸杂志,2011,34(1):9-10.

47.顾宇彤,蔡映云.慢性阻塞性肺疾病的营养治疗[J].医师进修杂志,2001,24(1):8-10.

48.罗勇,徐卫国,周新,等.慢性阻塞性肺疾病市级医院与基层医院双向转诊意义及参考标准的研究[J].中国医院,2010,14(1):45-46.

49.钟伟平.慢性阻塞性肺疾病急性发作社区医院与大医院双向转诊中特点分析[J].现代诊断与治疗,2015,26(14):3323-3325.

50.何礼贤,陈雪华.社区获得性肺炎病原谱构成及初始经验性抗菌药物应用的争议[J].中国实用内科杂志,2007,27(2):110-113.

51.徐健,李树云,瞿秋,等.慢性阻塞性肺疾病合并2型糖尿病患者肺功能的改变[J].中国老年学杂志,2013,33(6):1432-1433.

52.朴海今,高美花,林爱顺,等.慢性阻塞性肺疾病合并急性自发性气胸的临床研究(附35例报告)[J].中国卫生标准管理,2015,6(13):36-37.

53.马肖龙,莫鸿雁.慢性阻塞性肺疾病合并呼吸衰竭的诊治分析[J].中国高等医学教育,2015,30(12):139-140.

54.杜燕丽,顾珮瑜,王式林,等.呼吸系统功能评分指导COPD并呼吸衰竭患者机械通气撤机探讨[J].浙江临床医学,2015,17(10):1771-1772.

55.颜丽莎,徐爱晖.红细胞体积分布宽度与慢阻肺急性加重期患者病情严重程度的相关性[J].临床肺科杂志,2016,21(1):54-56,60.

56.叶云辉,林剑勇,黄智强,等.慢性阻塞性肺疾病患者胃镜检查的临床分析[J].齐齐哈尔医学院学报,2011,32(19):3152-3153.

57.王丽华,方宗君,吴晓彤,等.慢性阻塞性肺疾病患者心理情绪对社会支持的影响[J].医学与社会,2001,14(2):52-53.

58.谢美琼.老年慢性阻塞性肺疾病患者抑郁症状调查和心理护理干预的效果[J].中外医学研究,2014,12(17):88-89.

59.杨军.慢性阻塞性肺疾病患者心理障碍分析与心理治疗[J].中国老年学杂志,2004,24(1):67.

60. 应少聪,周向东,刘益琼,等.康复训练结合健康教育对老年慢性阻塞性肺疾病患者生活质量及其心理健康状况的影响[J].中华物理医学与康复杂志,2014,36(5):333-336.

61. 王月霞,张罗献,忽新刚,等.健商对稳定期COPD患者生活质量的影响研究[J].中国全科医学,2014,17(26):3094-3096.

62. 梁敏洪,付希婧,高鹏,等.生命质量量表EQ-5D与SF-6D的比较[J].中国卫生经济,2014,33(3):9-11.

63. 史会梅,朱燕波.近10年成本-效用分析中EQ-5D与SF-6D应用现状的文献计量研究:基于PubMed数据库[J].中国卫生经济,2014,33(3):12-14.

64. 赵云峰,姜艳平,程改存,等.圣乔治呼吸问卷和慢性阻塞性肺疾病评估测试问卷评价慢性阻塞性肺疾病稳定期患者健康相关生活质量的比较[J].上海医学,2013,36(1):47-51.

65. 陈浩,王莹.圣乔治呼吸问卷评估慢性阻塞性肺疾病患者生活质量的价值[J].安徽医学,2014,35(8):1052-1054.

66. 吕军雄.社区管理对COPD平稳期患者生存质量的影响[J].中国现代医生,2011,49(13):132-133.

67. 朱正刚,陈燕.坐式八段锦锻炼对COPD患者肺功能的影响[J].世界中西医结合杂志,2014,9(8):846-848.

68. 王月霞,莫家赐,成东海,等.太极拳运动对慢性阻塞性肺疾病患者生存质量BODE指数的影响[J].中国康复医学杂志,2014,29(8):745-747.

69. 王宾,马士荣,胡莺.健身气功·易筋经锻炼对老年骨骼肌衰弱的延缓作用[J].中国老年学杂志,2015,35(1):28-30.

70. 胡小兰,侯春玲,芮婷,等.肺功能检测在农村社区应用不足对慢性阻塞性肺疾病社区诊断的影响[J].中华全科医师杂志,2015,14(4):250-255.

71. 王岚,赵岳.应用电子健康档案实施COPD患者的延续护理[J].中国护理管理,2012,12(9):12-14.

72. 蔡慧敏,余淑明,黄伟钢.家庭式社区卫生服务对慢性病COPD防治的优势探讨[J].现代诊断与治疗,2014,25(9):1949-1951.

73. 廖伟华,黄军军.COPD患者社区护理需求调查分析与对策[J].护理实践与研究,2013,10(1):143-144.

74. 杜婷,赖国彬.社区护理干预对改善高龄慢性阻塞性肺疾病缓解期患者肺功能的分析[J].中国伤残医学,2015,23(11):185-186.

75. 董玉华.中医治未病思想在防治慢性阻塞性肺疾病的应用[J].中医临床研究,2014,6(7):86-87.

76. 路明,姚婉贞.慢性阻塞性肺疾病防治全球倡议(2015年更新版)解读[J].中华医学杂志,2015,95(22):1715-1718.

77. 诸葛毅,俎德玲,王小同.农村社区老年居民生活质量EQ-5D量表评价分析[J].

中华物理医学与康复杂志,2015,37(4):258-261.

78.刘丽萍,赵庆华.慢性阻塞性肺疾病健康教育的研究进展[J].解放军护理杂志,2007,24(1):43-45.

79.孙洋洋.胸部物理治疗在慢性阻塞性肺疾病患者中的应用进展[J].中华护理杂志,2011,46(11):1150-1152.

80.陈凌志,明净净,李晴,等.COPD患者营养状况及其评估方法研究进展[J].山东医药,2015,55(31):96-99.

81.冯玉麟,王岚.中国COPD防治的难题[J].中国呼吸与危重监护杂志,2012,11(4):313-316.

82.陈惠卿,陶萍,柳锡英,等.抗阻力呼吸训练对慢性阻塞性肺疾病患者康复效果的影响[J].中国基层医药,2014,21(21):3212-3214.

83.肖水源.《社会支持评定量表》的理论基础与研究应用[J].临床精神医学杂志,1994,4(2):98-99.

84.樊瑾,于普林,李小鹰.中国健康老年人标准(2013)解读2——健康评估方法[J].中华老年医学杂志,2014,33(1):1-3.

索　引